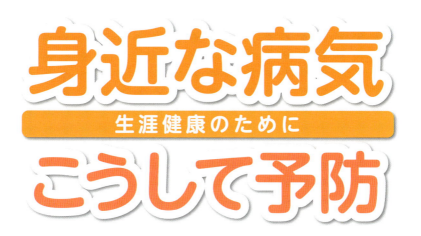

身近な病気 こうして予防
生涯健康のために

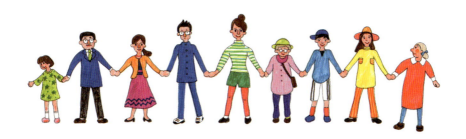

島根県立大学出雲キャンパス

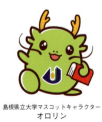

島根県立大学マスコットキャラクター
オロリン

はじめに

　日本では人口が高齢化するなかで、医療費が次第に増えています。厚生労働省から、平成27年度の医療費は41.5兆円だったと公表されました。何とか国も地方の自治体も必死で医療費の削減に努めておりますが、一番の方法は病気を予防することです。

　これからの地域医療では、皆様ご自身が主治医だと思って下さい。そのためには、まず病気を皆様が十分にご理解していただくことが非常に重要です。ただ、今までの書店で売られている本は、病気の解説本が多かったのですが、本書は、それらとは異なり、予防できる病気や症状、最近の医療の話題について、島根県立大学出雲キャンパスの教員が分担して執筆した解説本です。そのため気軽に手に取って読みものとしても読んでいただけるようにわかりやすい本になっております。

　病気になる前に積極的に予防しましょう。予防という意味はもう一歩進んで未病（病になる前の段階）を治す事でもあります。是非ともこの本を読まれて今以上の健康な身体を維持していただきたいと思っております。

　この本の作成にあたっては、島根県立大学出雲キャンパスの職員の皆様、原稿整理に関して学生の皆さまに大変お世話になりました。この場を借りて深謝いたします。

2018年1月吉日
島根県立大学出雲キャンパス
副学長　山下　一也

目次 index

- はじめに……………………………………………………● 3
- 1 歯周病………………………………佐藤　公子……● 6
- 2 腸内フローラ………………………吉川　洋子……● 10
- 3 発酵食品と健康……………………山下　一也……● 16
- 4 健康に良い油………………………秦　　幸吉……● 20
- 5 認知症予防－食事から－…………山下　一也……● 25
- 6 温泉と健康…………………………石橋　照子……● 29
- 7 ヘルスツーリズムと健康増進……山下　一也……● 32
- 8 春の紫外線対策……………………若崎　淳子……● 35
- 9 睡眠不足と睡眠負債………………山下　一也……● 40
- 10 いびきと健康………………………山下　一也……● 45
- 11 エコノミークラス症候群…………吾郷美奈恵……● 51
- 12 こむら返り…………………………伊藤　智子……● 56
- 13 熱中症………………………………平野　文子……● 61

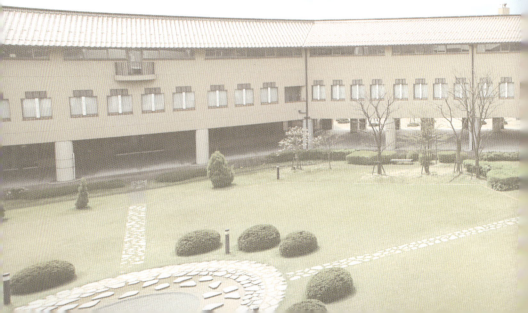

14 夏太り対策	若崎　淳子	●64
15 脳梗塞	梶谷みゆき	●68
16 ロコモ	平松喜美子	●72
17 サルコペニア	平松喜美子	●76
18 胸焼け	吾郷美奈恵	●82
19 首こり	伊藤　智子	●86
20 頭痛のメカニズム	山下　一也	●92
21 冷え性克服法	長島　玲子	●100
22 かくれ脱水	平野　文子	●106
23 感染性胃腸炎	吉川　洋子	●110
24 花粉症	山下　一也	●114
25 気象病	山下　一也	●120
26 更年期障害	若崎　淳子	●124

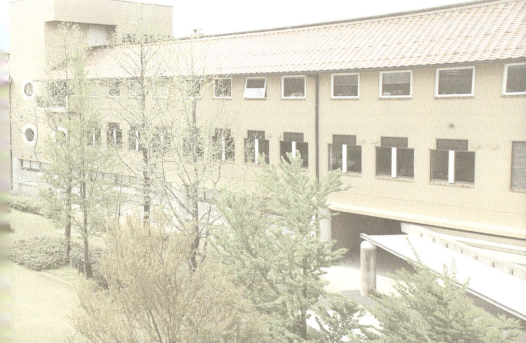

Chapter 1 歯周病

島根県立大学看護学部教授　佐藤　公子

組織を破壊する細菌感染

　歯周病とは、歯周プラーク（歯垢）の中の歯周病菌が歯茎に炎症を起こし、徐々に周りの組織を破壊していく細菌感染症を言います。歯周プラーク（歯垢）は食べカスではなく、細菌の塊で、1mg中の細菌数は約10億個と言われています。

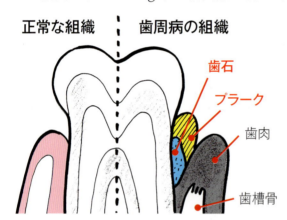

　むし歯は歯そのものが壊されていく病気ですが、歯周病はこれらの組織が壊され、最後には歯が抜け落ちてしまう病気です。歯周病の症状としては、歯茎から血が出る、口臭がする、口の中がネバネバする、歯茎が腫れている、歯がグラグラするなどがあります。ただ、歯周病は痛みなどの自覚症状がない場合も多く、進行すると歯を支える骨（歯槽骨）までを溶か

し、やがて歯が抜けてしまう原因になります。

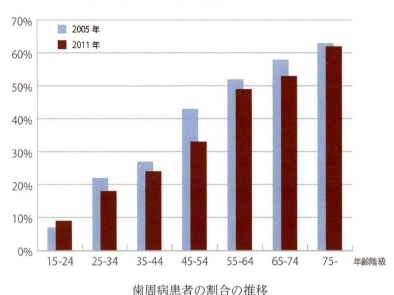

歯周病患者の割合の推移
(https://www.e-healthnet.mhlw.go.jp/information/teeth/h-03-004.html より)

若い頃から予防を

　歯周病は日本人の約8割がかかっていると言われており、若い人からお年寄りまでかかりますが、年齢と共に上昇していきます。すなわち、若い頃からの歯周病予防を始める必要があります。

　歯周病に関して同一の診断基準で行われた2005年と2011年の全国調査（歯科疾患実態調査）を比較しますと、

歯周病の方はやや減少していることが見てとれます。

　歯周病の直接の原因は歯周プラーク（歯垢）ですが、口腔内の環境や生活習慣の中には間接的に歯周病を悪化させるリスクファクター（危険因子）が潜んでいます。歯周病が生活習慣病の一つといわれるのはそのためです。その中でも、喫煙は大きな危険因子です。ヘビースモーカーの方は、喫煙しない人に比べ、歯周病（歯槽膿漏）に５倍以上なりやすいことがわかっており、禁煙は重要です。

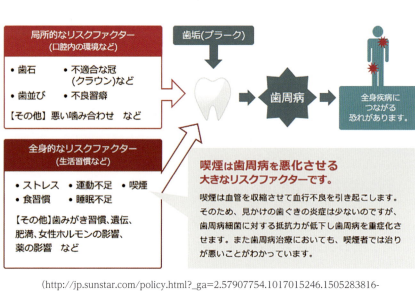

（http://jp.sunstar.com/policy.html?_ga=2.57907754.1017015246.1505283816-1853400844.1505283816 より）

全身にもたらす影響

　ところで、これまで歯周病は口の中だけの病気と考えら

れていました。しかしながら近年、歯周病が全身にもたらす影響についての研究が進められ、特に糖尿病との関係が大切であることがわかっています。したがって歯科受診の際に歯医者が歯茎の観察から歯周病のある人には、「糖尿病はありませんか？」の質問もされると思います。

　その他にも、歯を失うと認知症リスクが約2倍になるとの研究もあります。歯が20本以上残っている人に比べて、歯が数本で入れ歯を使わない人の認知症リスクは1.9倍に、またかかりつけ医のいる人に比べて、かかりつけ医がいない人の認知症リスクは1.4倍になるそうです。

　歯周病対策の基本は、自分自身が行うセルフケアと歯医者、歯科衛生士が行う治療に分かれます。セルフケアとしては、いかに歯周プラーク（歯垢）を除去するかがもっとも重要です。そこで、最低1日に1回はきちんと時間を取って歯磨きをしましょう。

　歯周病が進行している場合は自宅ケアだけでは治りませんので、歯医者で専門的な治療をしてもらいましょう。すなわち、歯医者での3ヵ月または半年に1回、定期歯科検診を受けることが歯周病対策に重要です。

腸内フローラ

島根県立大学看護学部教授　吉川　洋子

1000兆個の細菌生息

　1000兆個が何を表す数字か分かるでしょうか？実は、私たちの腸に住んでいる、細菌類の数です。腸には食べたものを消化して栄養を吸収し、有害なものを便とともに排泄する大切な役割があります。

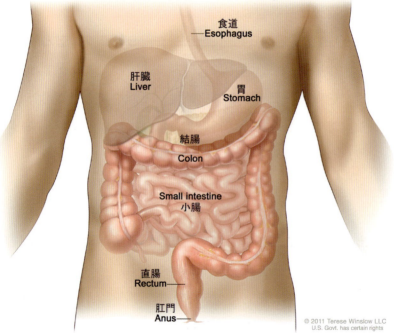

(http://cancerinfo.tri-kobe.org/pdq/summary/japanese.jsp?Pdq_ID=CDR0000062959より)

お腹にコンパクトに収まっていますが、体の臓器の中で最も長くて、小腸と大腸合わせて約10メートルもあります。この中にも小さな突起が無数にあって、広げると、テニスコート1面分にもなります。そこに、1000兆個もの細菌が生息しています。

図　フローラ（お花畑）

　そして、その腸内細菌が種類ごとにまとまり、腸内壁を覆っている様子を腸内フローラと言います。フローラとは図のようにお花畑という意味で、細菌類が作る集落が色鮮やかで、お花畑のように見えるため腸内フローラと呼ばれています。

腸は第二の脳

　最近の研究で、腸内細菌と様々な病気との関連が指摘されています。たとえば、肥満、動脈硬化、糖尿病、うつ病、脳や皮膚の老化などとも関連があるという研究結果もあります。また、腸には多くの神経が覆っており、**第二の脳**と

も言われ、腸の調子は心の調子とも直結しやすいということがわかっています。

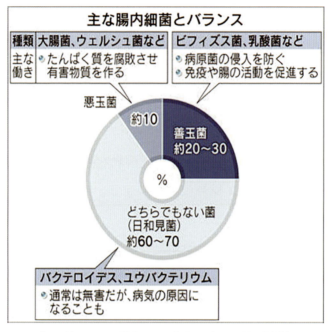

（http://www.menekiplaza.com/column/tyounai.html より）

　腸内バランスが大事と最近よく言われていますが、腸内バランスとは大腸内に生育している細菌の構成バランスのことです。腸の中の細菌は３種類に分けられます。まず、消化吸収の促進や免疫力をＵＰさせる、**「善玉菌」**です。乳酸菌やビフィズス菌も善玉菌ですね。そして、腸内を腐敗させる有害な物質を作る「悪玉菌」です。大腸菌も悪玉

菌の1つです。最後に、状況によって善玉菌にも悪玉菌にも変わることができる、「日和見菌」です。健康な人の腸内細菌のバランスは、善玉菌が約2割、悪玉菌が約1割、日和見菌が約7割と言われています。

　このバランスが理想的ですが、残念ながら、腸も他の臓器と同様、老化します。年齢と共に、腸内細菌の構成が随分と変わってきます。つまり、善玉菌が減って、悪玉菌が増えてきます。そして、腸内細菌の状態は、年齢だけでなく、生活習慣やストレスなどによっても変化します。

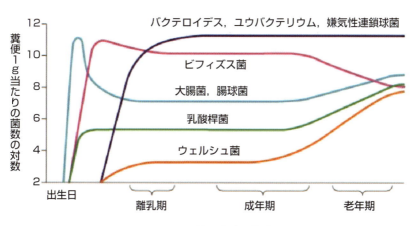

引用：光岡知足著,「腸内細菌の話」p 81, 岩波新書, 1978

年齢と腸内細菌の構成

良いうんちを出すことが大切

　良い腸内フローラを作るためには、良いうんちを出すことが大切です。腸内フローラの状態は年齢だけでなく、生活習慣やストレスなどによっても変化します。良い腸内フローラにするためには、生活習慣、特に、食事、運動が重要です。

　ここにまとめてみました。

【食事】

　　野菜をしっかり食べ。1日350g以上。

　　根菜類、豆類、いも類は善玉菌のビフィズス菌を増やします。

　　ヨーグルトや漬け物、納豆、味噌などの発酵食品は腸を酸性化しビフィズス菌を増やします。野菜、きのこ、いもなどに多い食物繊維は便の量を増やし、腸の動きを促します。

【運動】

　　適度な運動をする。運動不足だと腸の動きが悪くなる。

　　運動をすると腸内細菌の種類が増えるという研究結果もあります。

　便秘薬をのむより、根菜や豆、納豆、味噌、ヨーグルトなどで、腸内フローラを整えましょう。

自分の腸内フローラの状態の検査をすることもでき、実費で行う企業も出てきていますが、がん検診とは違って、病気かどうかの診断を下す検査ではありません。そのあたりを十分に理解してご自身の健康作りの参考資料として、行うと良いと思います。

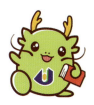

Chapter 3 発酵食品と健康

島根県立大学看護学部教授　山下　一也

健康食材としても注目

　発酵食品の数は世界に数億個とも言われ、私たちの食生活にも古くからとり入れられてきました。発酵食品とは微生物の働きで人間にとって有用な食べ物へと変化した食品を言います。この図のように、大豆などが、発酵によって、みそ、醤油、納豆などの発酵食品となります。

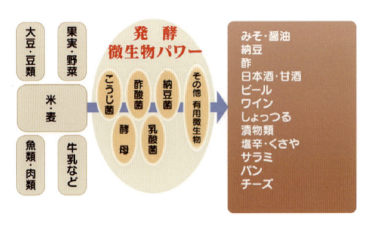

（http://www.ft-town.jp/what_fermentation/ よこて発酵のまちより）

　食品は発酵することで、もとの素材より栄養価や味の風味が増したり、保存性が高まったりして、昨今では健康食材としても注目を浴びています。

野菜をぬか漬にすると、ビタミンB1含有量が約10倍に増えるんです。ぬか床の「ぬか」にはビタミンB群が多く含まれています。野菜をぬか漬にすると、「ぬか」の栄養分が吸収され、ビタミン含有量が増えると言われています。

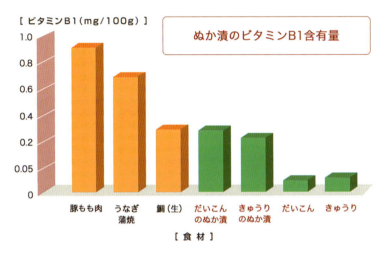

※文部科学省　食品成分データベース
※ビタミンB1含有量は、漬け時間により異なる

みそ汁、納豆の摂取を

　若者のみそ汁離れに関して、「1、2カ月みそ汁を飲んでいないという若者が増えた」という新聞記事がありましたが、家族の一人ひとりが別々に食事を摂る「個食」が増えたことも影響しています。味噌は医者要らず、と昔からよく言われていますが、みその1世帯あたりの年間購入量は

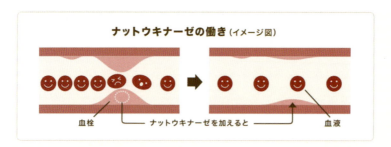

※日本ナットウキナーゼ協会「血栓予防月間」資料抜粋

次第に減少傾向にあります。

　納豆は、大豆を納豆菌によって発酵させた発酵食品です。大豆の成分に加えて、納豆のネバネバ部分にナットウキナーゼという酵素が含まれています。ナットウキナーゼは、血栓の素となるたんぱく質を分解（溶解）する酵素であり、お年寄りは、特に定期的な摂取をお勧めします。

　ビタミンKは骨の形成を助け、骨にとって有効な栄養素のひとつであることがわかっています。納豆にはそのビタミンKが豊富に含まれています。そこで、都道府県別の大腿骨頸部骨折（太ももの付け根の骨折）の患者数と、一世帯あたりの納豆の消費金額を比べたところ、骨折の頻度は納豆を多く食べている地域の方が少ないことがわかりました。このように、納豆は骨粗しょう症予防という点でも非常に効果的な食品です。

　発酵食品は、腐らない、栄養価を上げる、美味しいなど、

優れた食品であることがわかりました。発酵食品を常日頃から積極的に摂ると病気の予防の点から大いに効果があります。

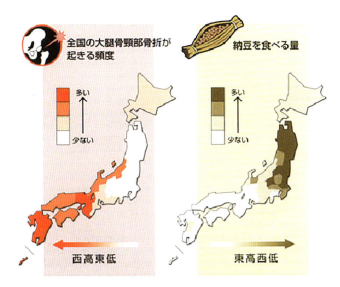

地域別の大腿骨頸部骨折を起こす頻度と納豆を食べる量の関係
(http://www.moc.zaqrs.jp/hone_ch/02.html より)

健康に良い油

島根県立大学看護学部教授　秦　幸吉

身体にとって必要不可欠な必須脂肪酸

　油はみんな悪いものというイメージがあるかもしれません。油の種類についてですがこの図のように、油には飽和脂肪酸と不飽和脂肪酸の2つがあります。

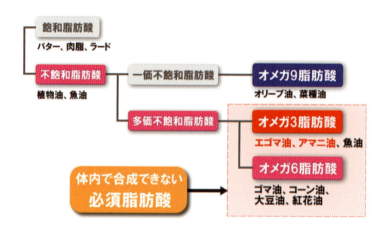

（http://supplement-life.com/colum/colum-20150522/より）

　不飽和脂肪酸の中には多価不飽和脂肪酸があり、オメガ3脂肪酸、オメガ6脂肪酸の2つがあります。このオメガ

3脂肪酸、オメガ6脂肪酸は必須脂肪酸と言い、私たちの身体にとって必要不可欠な脂質ですが、体内では作ることができず、食事などから摂取する必要があります。

　オメガ3脂肪酸には**αリノレン酸**、**EPA**（エイコサペンタエン酸）、**DHA**（ドコサヘキサエン酸）などがあります。その効果の代表的なものに血流改善、血栓予防効果、アレルギー抑制効果、うつ症状を軽減する効果、認知症予防効果があります。

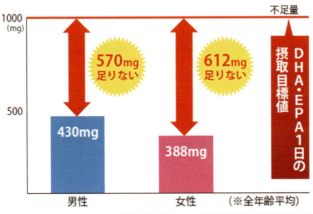

厚生労働省「日本人の食事摂取量基準」(2010年版)より

細胞膜は80％が脂肪

　私たちの身体の細胞膜は80％が脂肪で出来ています。細胞膜は外から必要な栄養素を取り込み、中に溜まった老

廃物を排泄し、また細胞の中のイオン濃度を一定に保つなど重要な働きがあります。この細胞膜を構成しているのが脂肪酸で、オメガ6脂肪酸が多いと固めの細胞膜、オメガ3脂肪酸が多いと柔らかい細胞膜になります。この細胞膜は柔らかいほうがよいです。

しかし、現在、オメガ3脂肪酸は男性も女性も十分に取れてはいません。厚生労働省のガイドラインでは、DHA・EPAの目標摂取量を1日1gと推奨しています。EPA・DHA合わせて1gというのは、およそ90g以上の

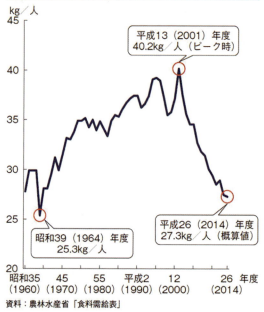

魚に値し、大き目の魚の切り身一切れ分に相当します。刺身の場合は、マグロのトロで2～5切れ、ハマチで3～5切れに当たります。

魚のほかエゴマ油も有効

　オメガ3脂肪酸が多く含まれているのは魚ですが、現在わが国では、魚より肉を食べる傾向になっていることも反映しています。

　しかし、オメガ3脂肪酸は魚以外からも摂取することができます。オメガ3脂肪酸が多く含まれているものとしてエゴマ油（島根県の特産品）、アマニ油などがあります。エゴマ油は小さじ1杯程度で1日量になります。

　「第6次改定日本人の栄養所要量」によりますと、オメガ6脂肪酸とオメガ3脂肪酸の摂取割合を4：1程度にすることが推奨されています。この値にしようと思えば、オ

オメガ3脂肪酸
摂取日推量
1.8～2.4g／日

＝

えごま油
小さじ1杯程度
（小さじスプーンで1杯(4g)が目安）

メガ３脂肪酸を増やすことが大切です。因みに現在、40歳代までの日本人では７：１くらいと言われています。
　ただ、オメガ３脂肪酸は熱に弱いという弱点があります。揚げ物の場合では約50%、煮たり焼いたりする場合は約20%も、DHA・EPAが減少してしまうのでその使い方には注意が必要です。
　健康に一見悪そうなイメージの油ですが、オメガ３脂肪酸の油を積極的に摂ることは健康に重要なことです。

Chapter 5 認知症予防 －食事から－

島根県立大学看護学部教授　山下　一也

アルツハイマー病に食習慣が関係

　近年、高齢化社会が進むにつれてとても身近な病気になったと感じる認知症ですが、年々、認知症の方の人数は増えています。今や介護が必要になった原因の2番目に認知症がなっています。

　認知症になると患者のみならず、介護する人、周囲の人などにも大きな影響を与えるので認知症を予防するための対策も、年々、考えられてきています。

　認知症のなかで、特にアルツハイマー病が最も多い病気です。アルツハイマー病は脳全体が萎縮（縮んでくること）

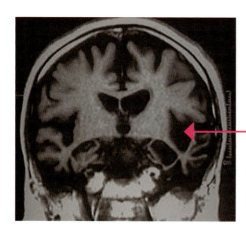

68歳男性の頭部MRIで、海馬（記憶の貯蔵庫）の萎縮も著明。

してきます。

　近年の研究で、アルツハイマー病はその発症に食習慣が関係していることがわかりはじめました。つまり、毎日の食事を変えることである程度の予防が可能であると考えられています。ポイントとなるのが抗酸化物、オメガ３脂肪酸、地中海食です。

　まず、抗酸化物というのは、ビタミンＢやビタミンＤなどのことで野菜や果物、緑茶、コーヒー、ワインに入っています。抗酸化物は神経細胞障害を弱めると言われているため、アルツハイマー病の進行を予防できるのではと考えられています。

　次に、オメガ３脂肪酸ですが、特に青魚に多く含まれているDHAは認知機能への有用性があるのではと考えられています。また、数年前に流行したココナッツオイルなどに含まれる中鎖脂肪酸の摂取も記憶力低下を抑えるという研究報告もあります。

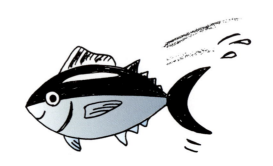

地中海食が予防に有効

　認知症予防に有効であると考えられる3つめが地中海食です。地中海食というのは南イタリアやギリシャなど地中海沿岸の伝統的な食生活や食事法のことです。具体的には、図のように、肉などの動物性脂肪の摂取を抑え、オレンジ

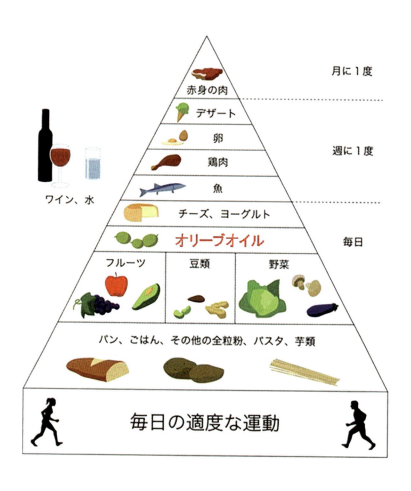

やりんごなどのジュース、豆類、パンやコメなどの穀類、オリーブオイルや魚を毎日摂取し、適量の赤ワインを飲む食生活のことです。地中海食には抗酸化物が豊富に含まれ、DHAが多く含まれる魚をメインとすることから近年では、アルツハイマー病や認知機能低下の予防に有効であると注目されています。

　地中海食には適量の赤ワインを飲むことも含まれています。もちろん飲み過ぎはいけませんが、赤ワインにも抗酸化物が入っているので、適量であれば、認知症予防につながるのではと考えられています。

　しかし、高齢者では栄養をあまり摂らないことが認知症リスクを高める場合がありますので、認知機能を維持するためには、肉や魚、牛乳などを積極的に摂るべきだと思います。

Chapter 6 温泉と健康

島根県立大学看護学部教授　石橋　照子

医学的作用は3つに分類

　温泉に入ったら、なんとなく身体が楽になる気がしますが、そのことは科学的にも証明されつつあります。温泉の医学的作用は、化学的作用、物理学的作用、生物学的作用の3つに分類されます。

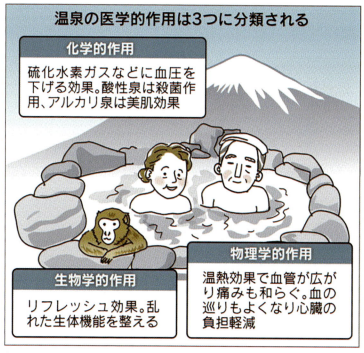

(https://style.nikkei.com/article/DGXKZO95235770X11C15A2NZBP01?channel=DF130120166126より)

化学的作用とは、温泉に含まれている成分によって生まれる作用です。温泉には、温泉成分表というものが飾ってありますが、泉質という部分に注目して下さい。それぞれの温泉で期待できる効果が違ってきます。例えば、島根県の湯の川温泉は、日本三美人の湯と言われています。美肌の湯で共通していることは、弱アルカリ性、ナトリウムイオンとカルシウムイオンが多く含まれているということです。弱アルカリ性ですと皮膚の外側を覆っている古い角質層が少しずつ剥がれていき、角質層の新陳代謝が行われると思われます。ナトリウムイオンとカルシウムイオンも美肌効果を作っていると考えられます。

　次に、物理学的作用とは、温泉に入ったことで身体が温まり、血管が広がることで、血の巡りが良くなり心臓の負担も減らせるという作用です。

　生物学的作用についてですが、これは、簡単にいうとリフレッシュ効果のことです。温泉でストレス軽減効果を証明した報告がありますが、入浴およびその後の休憩によってストレス度の指標となる唾液アミラーゼ活性が低下し、短い温泉入浴でストレス軽減効果が得られることがわかっております。また、免疫力を高める細胞が増えることも証明されております。

ヒートショックなど注意を

温泉で入浴する際の注意事項です。

①入浴前後に水分を補給すること。

②飲酒後に入浴しないこと。

③早朝や起きてすぐの入浴を避けること。

寒い時期に身体を慣らさずに急にお風呂に入ったりすると、寒暖差で血圧が急激に上がったり下がったりして身体に負担をかける場合もあります。これは、ヒートショックと言い、ヒートショックによる心筋梗塞・脳卒中・不整脈リスクは高く、軽く失神だけの場合でも浴室のため滑って頭を打つなど、大変な危険が伴いますので十分に注意して下さい。

Chapter 7 ヘルスツーリズムと健康増進

島根県立大学看護学部教授　山下　一也

出雲国風土記にも登場

　ヘルスツーリズムは「健康・未病・病気の方、また老人・成人から子供まですべての人々に対し、科学的根拠に基づく健康増進を理念に、旅をきっかけに健康増進・維持・回復・疾病予防に寄与する」ものと定義されています（日本ヘルスツーリズム振興機構）。

　もともとわが国では湯治という形で古くから行われてきました。「出雲国風土記(いずものくにふどき)」を見ると、川辺に湧(わ)く「出湯」（現在の玉造温泉）が病気をことごとく治癒してくれる「神湯」と評され、当地の老若男女はこぞって利用していたことがわかります。効能が詳しく認知されていたというよりは、効験あらたかな湯と考えられ、重宝されていたようです。(http://www.ndl.go.jp/kaleido/entry/23/1.htmlより)

　ただ、現代の健康志向を背景に心身のリフレッシュを科学的に証明する研究はこれからです。

自律神経のバランス改善

　私たちは、日頃ストレスを感じている若い女性の自律神

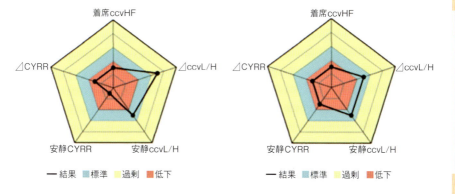

出雲大社参拝前後の自律神経活動のレーダーチャート

経機能活動を出雲大社参拝前後で調べたところ、自律神経のバランスが改善していたことを証明しました。左図が出雲大社参拝前で、右図が出雲大社参拝後です。自律神経のバランスは図の青いところに入っていれば良いのですが、右図も完全とは言えませんが自律神経のバランスが少し改善しております。

さらに、出雲大社参拝、ヨガ、温泉浴、薬膳料理、瞑想等を参加者に1泊2日の体験を

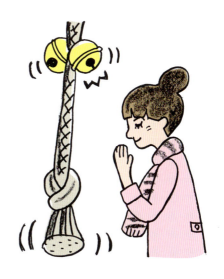

してもらうツアーの科学的検証を行ったところ、ネガティブな感情がポジティブな感情に変わっており、また自律神経機能活動が活性化し、自律神経のバランスが改善していました。

　このようにヘルスツーリズムで期待されるのは、行動変容であり、旅に出れば誰もが規則正しく起き、しっかりと朝食をとり、観光地を巡って適度な運動をします。旅行という非日常に身を置くことで、自己効力感が高まり、健康な生活への行動変容を起こすことが容易になると思われます。

　是非とも昔の湯治の考えを現代の生活の中にも取り入れてみませんか。

Chapter 8 春の紫外線対策

島根県立大学看護学部教授　若崎　淳子

紫外線は3月頃から急上昇

　春の肌トラブルについて首都圏在住の20～50代女性（842人）に聞いたところ、春に肌のトラブルを感じる人は66.6％と、7割近い人が春になんらかの肌トラブルを経験したことがわかりました。

　春の肌トラブルについて、「ストレス」と「紫外線」をとくに注意すべき要因として挙げられています。

　紫外線は夏が一番危険と思っておられる方が多いと思われますが、これは間違いで、春の紫外線は油断をしてはいけません。紫外線はいつから多くなるかというと、3月頃から急上昇します。

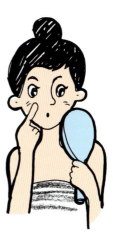

　紫外線量の数値のピークは夏ですが、紫外線対策は4月～9月くらいを目安にしっかりとしておく必要がありま

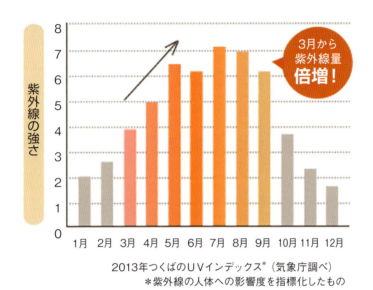

2013年つくばのUVインデックス*（気象庁調べ）
＊紫外線の人体への影響度を指標化したもの

　す（年間紫外線照射量の7割〜8割がこの時期です）。冬のうちは紫外線量が比較的少ないので、肌の紫外線に対する抵抗力が低下しています。そこに春になって増えてきた紫外線を急に浴びると、ダメージは夏以上のものになるので、春の日焼け対策が重要なのはそのためです。

　1日にわずか5分、10分と紫外線を浴びる時間が短くても、1日トータルで見ると約2時間もの紫外線を浴びていると言われています。家の中では窓からの紫外線も意識しなくてはいけません。

　太陽から出される光の総称を太陽光と言います。紫外線

もこの太陽光に含まれる光の一種です。太陽光は、地表に降りそそぐものとしては、紫外線の他に、太陽の光ならではの明るさを演出する可視光線と、温熱効果があることで知られる赤外線が挙げられます。

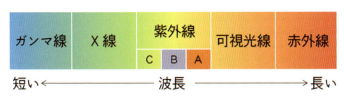

太陽から出される光

皮膚がんやシミの原因にも

紫外線はその波長の長さによって「A波（UVA）」「B波（UVB）」「C波（UVC）」に分けられます。

まず**紫外線B波（UVB）**ですが、肌の表面までで奥には届きません。長時間の日光浴で肌が真っ赤に焼けたり、水膨れができたりの主な原因となります。紫外線B波（UVB）はエネルギーが強く、肌表面の細胞を傷つけ、炎症を起こすので、皮膚がんやシミの原因になります。

次に**紫外線A波（UVA）**ですが、地表へ届く紫外線の約95％を占め、波長が長く、UVBより弱いエネルギーで

す。ただ近年の研究で、この紫外線Ａ波（UVA）がシミやしわの発生に大きく関わっていることがわかってきました。

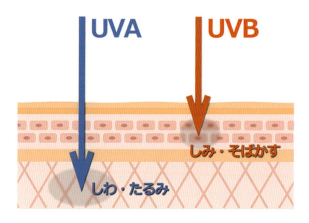

(https://www.club-sunstar.jp/article/lifestyle/beautiful_habits/751/ より)

　近年、紫外線を浴びすぎると皮膚がんや白内障になりやすいことが明らかになっています。世界保健機関（WHO）では**UVインデックス（UV指数）**を活用した紫外線対策の実施を推奨しています。UVインデックスとは紫外線が人体に及ぼす影響の度合いをわかりやすく示すために、紫外線の強さを指標化したものです。

　気象庁では、日々の紫外線対策を効果的に行えるように、UVインデックスを用いた「紫外線情報」を提供しています。

紫外線対策として、長袖シャツ、日焼け止め、帽子の利用は有名です。潤いが不足した乾燥肌はバリア機能も低下しているため、紫外線ダメージを受けやすいので、保湿をすることが大切です。

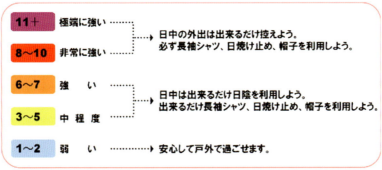

UVインデックスに応じた紫外線対策
（参考：環境省「紫外線環境保健マニュアル」）

Chapter 9 睡眠不足と睡眠負債

島根県立大学看護学部教授　山下一也

睡眠ホルモンが重要

　総人口の5人に1人は睡眠不足で、特に日本人は他国に比べて、睡眠時間が少ないことが言われています。

　睡眠のメカニズムでは、自然な眠りを誘う作用のある睡眠ホルモン（**メラトニン**）が重要です。人間には1日周期でリズムを刻む**体内時計**が備わっており、意識しなくても日中は身体と心が活動状態に、夜間は休息状態に切り替わります。体内時計の働きで人は夜になると自然な眠りに導びかれます。人間の体は太陽の光を受けることでメラトニン分泌が減少し覚醒しますが、この時が体内時計のスタートです。そして約14～15時間後に再びメラトニン分泌が活性化され眠くなります。

　人の睡眠周期は個

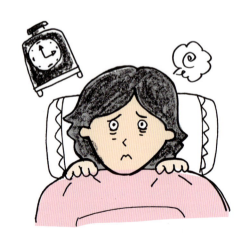

人差があって、一概に「〇時間の睡眠が理想的」とは言い切れないのですが、ただ、おおよそ成人に関しては7時間から9時間が理想的と言われています。

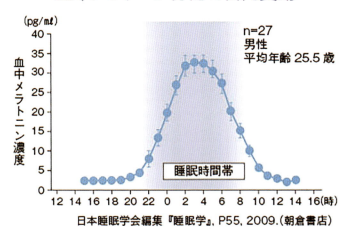

血中メラトニン分泌の日内変動

日本睡眠学会編集『睡眠学』、P55、2009.（朝倉書店）

メラトニンの分泌は日中、光を浴びている時間帯は抑制されていて、起床して約14〜16時間後に当たる睡眠時間帯に上昇を開始、深夜にピークを迎える。

肥満やうつ病とも関係

　アメリカのスタンフォード大学が調べた睡眠時間と肥満度の関係のデータですが6〜7時間の人が最も肥満度が低く、それより短くても長くても肥満度が上がっています。

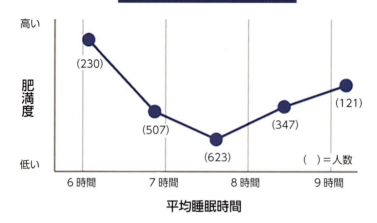

肥満度はBMI（Body mass index）にて算出
Taheri S, et al.:PLoS Med, 1(3):e62. Epub 2004 より改変

　睡眠時間が短い人は食欲を増進させるグレリンという物質が多く分泌され、睡眠不足が続くと食欲が高まり、結果として太りやすくなります。

　また、病院でうつ状態にあると診断された人の睡眠時間を調べた報告では、睡眠時間6～7時間の人が一番少なく、心療内科を受診するうつ病患者の症状を調べたところ、男女ともに睡眠障害が一番多く、不眠とうつ病は影響し合っていると考えられます。

　さらによく「美肌は夜作られる」と言われますが、人は眠っているときに、日中に受けた肌のダメージや疲れを回

復させる機能を持っています。その機能に欠かせないのが「成長ホルモン」です。深い眠りについたときに成長ホルモンが多く分泌され、細胞の代謝を促していますので、しっかり寝ることが美容にも一役買っていると言えます。

さらに睡眠不足ですと、がんの発生率が高くなったり、アルツハイマー型認知症などになりやすいとの報告もあります。

大切なのは「量」より「質」

睡眠は、時間という「量」も必要ですが、それ以上に大切なのは、ぐっすり眠れた、また疲労が回復したといった睡眠の「質」です。この睡眠の質を向上させるため、あるいは寝つきを良くするためには、生活習慣を乱さないことが重要です。例えば寝る前にパソコンやスマホをいじらない、就寝する3時間前からは食べない、寝る前に軽いストレッチ…などを実行してみましょう。

睡眠不足の積み重ね

ところで睡眠負債という言葉が良く使われるようになりました。睡眠負債とは、スタンフォード大学の研究者により提唱された言葉で、日々の睡眠不足が借金のように積み

重なり、現代人の多くが自覚できない睡眠不足を表す言葉です。

　しかし、この状態が続けば続くほど脳機能は低下し、仕事においては事実確認を怠ったり、経験則で判断しようとしたりする傾向が強くなるため、ヒューマンエラーが起こるメカニズムと考えられています。

　睡眠不足は１日単位と短期的ですが、睡眠負債は慢性的な状態です。毎日１時間程度の睡眠ロスがたまっていくので、本人が気づきにくいことです。土日にいつもより何時間か長く眠る人は、無意識のうちに普段足りない睡眠負債を返済しようとしています。寝ることで身体や心の疲れは一時的に取れますが、寝だめで体内時計を狂わせてしまうと、かえって身体に負担がかかることになります。したがって、この睡眠負債を解消するには夜早く寝れば良いと言われています。

　その他、睡眠負債低減方法として仮眠をとるということが難しい時には、目を閉じるという行動、すなわち椅子に座って10分間〜15分間、目を閉じるだけも効果があるとされていますので、日常生活に取り入れてみて下さい。

Chapter 10 いびきと健康

島根県立大学看護学部教授　山下　一也

睡眠時無呼吸症候群と関係も

　気道は筋肉に支えられているので充分な広さが確保され、スムーズに呼吸ができます。しかし、寝ているときには筋肉が緩んでいるため、重力の影響で舌がノドの奥に下がってきて、気道が狭くなり、この狭い気道を空気が通るとき、周辺の粘膜を振動させるので音が出ます。これがいびきです。

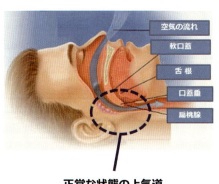
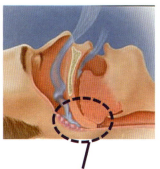

（国土交通省自動車交通局
http://www.mlit.go.jp/jidosha/anzen/03manual/data/sas_manual.pdf より）

　いびきは**睡眠時無呼吸症候群**（SAS：Sleep Apnea Syndrome）という病気と関係していることがあるので、

要注意です。睡眠時無呼吸症候群とは、「睡眠時」に「無呼吸の状態」になる病気のことで、無呼吸とは、10秒以上の呼吸停止と定義されます。この無呼吸の現れる頻度・割合などで睡眠時無呼吸症候群と診断されます。およそ人口の2％もいると言われています。

	日　本	米　国
睡眠時無呼吸症候群 潜在患者数	約256万人 （人口の2％）	1200万人 （人口の5％）

　男性では40歳〜50歳代が半数以上を占める一方で、女性では閉経後に増加することがわかっています一般社団法人日本呼吸器学会）。しかし従来、肥満男性に多いといわれていた睡眠時無呼吸症候群のとらえ方は変わってきて

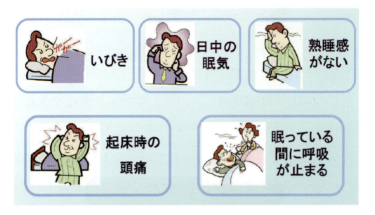

（https://www.konicaminolta.jp/healthcare/knowledge/details/sas/index.htmlより）

いて、やせている人や小顔の女性にも少なくないことがわかってきました。

たかがいびきと思うなかれ、呼吸が止まっている間はまさに窒息とも言える状態です。

睡眠時無呼吸症候群の代表的な症状は、いびき、日中の眠気、睡眠の途中で目が覚めてしまうこと、起床時の頭痛、眠っているときに呼吸が止まるなどです。

様々な生活習慣病が合併

睡眠時無呼吸症候群には、様々な生活習慣病が合併します。睡眠は量的にも質的にも満たされていることが望ましいのですが、睡眠時無呼吸症候群によって適切な睡眠がとれていないと身体全体に関わる生活習慣病の発生や状態の悪化に影響を及ぼすようになります。また、最近では認知症とも深く関連しているとの研究も出てきています。

睡眠時無呼吸症候群の検査は自宅でも取扱い可能な検査機器を使って、普段と同じように寝ている間にできます。すなわち、手の指や鼻の下にセンサーをつけ（パルスオキシメトリー）、いびきや呼吸の状態から睡眠時無呼吸症候群の可能性を調べます。自宅でもできる検査なので、普段と変わらず仕事や日常生活をそれほど心配せずに検査する

ことができます。多くの場合はまずこの簡易検査から行ないます。検査の内容によって費用も異なるので、詳しくは医療機関にご相談下さい。

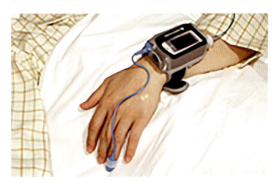

横向き、枕を低くすると効果的

　日常生活でできる予防法は、
1．横向きで寝ること。抱き枕を利用するなどして横向きに寝ると気道はふさがりにくくなります。
2．枕を低くすると気道がまっすぐになりふさがりにくくなるので、枕を低くすると効果的です。
3．アルコール、タバコなどは気道の粘膜が腫れる原因となるので、それらを控えるようにします。
4．太っていることで気道がふさがりやすくなるので、ダイエットしましょう。

　代表的な治療としては、「CPAP治療」、「マウスピース」、根治療法の「外科的手術」の3つがあります。
　CPAP治療とは、図に示すように、鼻マスクから一定

の圧力をかけた空気を送り込むことで喉を広げて、無呼吸・低呼吸が起こることを防ぐ方法です。Continuous Positive Airway Pressureの頭文字をとってCPAP（シーパップ）と呼ばれ、いまや睡眠時無呼吸症候群（SAS）の最も重要な治療法となっています。装着した方々の感想では、寝覚めが良い、昼間の眠気がなくなった、などがあります。

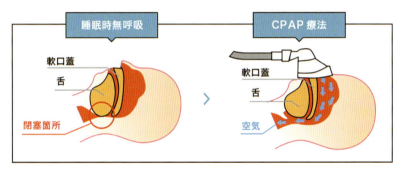

(https://otahp.jp/medical/prevention/sas/ より)

自分でチェックしてみましょう

　睡眠時無呼吸症候群かどうか自分でチェックすることができます。以下の6つの質問で睡眠時無呼吸症候群リスクをチェックしてみましょう。

……………………………………………………………………
Q1．毎晩、大きないびきをかきますか？／はい　いいえ

Q2．「睡眠中に呼吸が止まっていた」と指摘されたことがありますか？／はい　いいえ

Q3．昼間、眠くなることがありますか？（居眠り運転をしそうになったり、会議中にうとうとしてしまうことがよくありますか？）／はい　いいえ

Q4．朝起きたとき、寝たはずなのに疲れが残っている感じや頭重感・頭痛がありますか？／はい　いいえ

Q5．若い頃より、体重が増えて、顔つきが変わったと言われますか？／はい　いいえ

Q6．メタボリックシンドロームの傾向はありますか？／はい　いいえ

……………………………………………………………

　現在、何も症状がない方でも、将来的なリスクを知っておくことが重要です。

　日中の眠気からくるトラブルにおいて、交通事故の発生率は、睡眠時無呼吸症候群の患者では、居眠り運転による事故は、一般ドライバーの約7倍の発生率があると言われています。そのため、早くこの疾患に気づいて治療することが大切です。

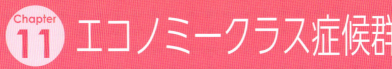

Chapter 11 エコノミークラス症候群

島根県立大学看護学部教授　吾郷美奈恵

血栓が肺の動脈に詰まる病気

　エコノミークラス症候群と聞くと飛行機に乗っている時に起こる病気のように思われます。実はそれは間違いで、飛行機に乗っているだけでなく、とても身近な病気です。また、2016年4月に発生した熊本地震で、避難されている車の中で多くの方々がこの病気になったとの報道もありました。

　エコノミークラス症候群は、膝から下の足の細い静脈にできた血栓（血のかたまり）が移動して、肺の動脈に詰ま

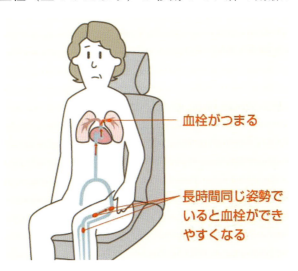

る病気です。長時間のフライトで、飛行機の狭い座席に同じ姿勢で座り続けた人が次々と発症したため、「エコノミークラス症候群」と言われるようになりました。医学的には「急性肺血栓塞栓症」が正式な病名です。

　その機序(きじょ)ですが、飛行機や車の座席など狭い所に長時間座るなど、同じ姿勢を取り続けると、膝の裏など、特に血流が悪くなっている部分に血栓ができやすくなってしまいます。血栓ができた状態で歩くと、太ももの静脈に血液が勢いよく流れて血栓が心臓へ移動し、さらに肺動脈を詰まらせて最悪の場合には、死に至ります。

　血栓が詰まると　肺の組織に壊死(えし)が起こり、呼吸ができなくなります。エコノミークラス症候群の症状は、呼吸困難（息苦しさ）、胸の痛み、動悸、めまい、失神、冷汗、パニックなどの精神不安です。

わが国でも発症数が急増

　これまで、珍しい病気と考えられていましたが、わが国の急性心筋梗塞の発症率は、年間に10万人あたり30〜40人とされていますが、エコノミークラス症候群と診断された人の数は、年間に10万人あたり約3人程度と報告され、日本人の間でも発症数が急増しています。また、死

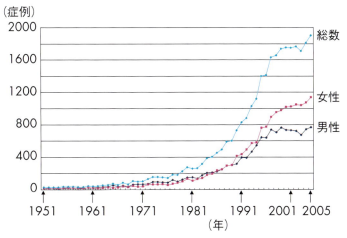

わが国における肺血栓塞栓症による死亡者数の推移

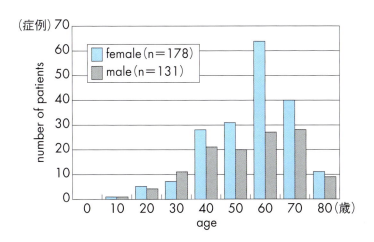

急性肺血栓塞栓症患者の性別と好発年齢

肺血栓塞栓症および深部静脈血栓症の診断、治療、予防に関するガイドライン（2009年改訂版）
(http://www.j-circ.or.jp/guideline/pdf/JCS2009_andoh_h.pdfより)

亡者数も増加傾向にあります。

　また、日本循環器学会が公表している資料によると、エコノミークラス症候群は「年齢が40歳以上になるとなりやすい」とされています。これは、年齢とともに体内の水分が減っていくためと予想できます。

　エコノミークラス症候群は、下肢静脈瘤を有している人、肥満の人、タバコを吸う人、糖尿病の人は要注意です。7時間以上のフライトで発症頻度が高くなり、15時間以上になるととても危険です。

　血栓ができていないか調べる簡単な方法として、ふくらはぎ（腓腹筋（ひふくきん）という筋肉）の静脈の**超音波エコー**と**Dダイマー**という血液検査の組み合わせが有効です。

血流を良好に保ち水分補給を

　エコノミークラス症候群の予防には、とにかく足を動かして血流を良好に保ち、また水分を意識して摂ることです。下肢の循環を良くするマッサージも有効です。キャビンアテンダントが飲物を頻繁に配るのは、エコノミークラス症候群を予防するためでもあります。血行が悪くなるのでなるべく足は組まないほうがよいでしょう。

　また、血液の固まりやすい体質の人もいます。そのよう

な人は、ふくらはぎをきつく締め付ける弾性ストッキングというものを着用すると、静脈の血液が心臓に戻ってくるのを補助し、その結果として血流の滞り（血栓が生じやすくなること）を予防できます。

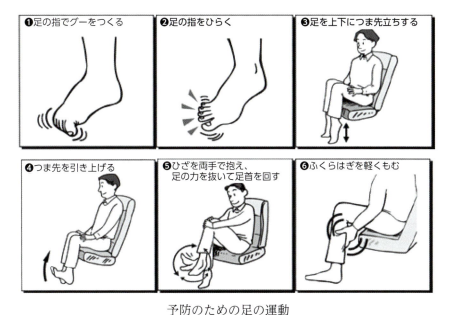

予防のための足の運動
(http://www.mhlw.go.jp/file/06-Seisakujouhou-10600000-Daijinkanboukouseikagakuka/0000121877_1.pdf より)

Chapter 12 こむら返り

島根県立大学看護学部教授　伊藤　智子

「こむら」とは「ふくらはぎ」のこと

　「こぶらがあがる」という言葉を知っていますか？。実はこれは出雲弁で、こむら返り、ふくらはぎ（腓腹筋という筋肉）がつる、ことを言います。こむらとは、ふくらはぎのことです。

　ふくらはぎは、脳から指令が出て筋肉が収縮しますが、

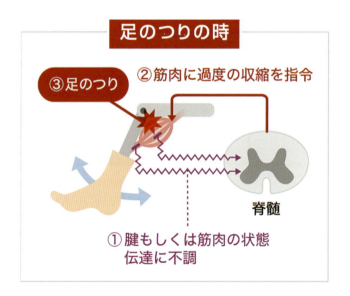

(http://www.stretch-up.jp/blog/shinsaibashi/body-shinsaibashi/vine-legs-the-cause-is/ より)

何らかの原因で神経伝達に異常が起こると必要以上に筋肉に収縮するように信号がでてしまうことがあります。これがこむら返りです。

　昼間の筋肉疲労に加えて、腱の部分の働きが睡眠中は低下しています。また、寝ているときは自然と足のつま先が外側に伸びることが多く、ふくらはぎの筋肉が少し縮んだ状態になってしまいます。これらのことで、筋肉が異常な収縮を起こしてしまうため、特に夜に起こることが多くなります。

　こむら返りの頻度は、米国の調査では睡眠関連のこむら返りが2カ月に1回以上ある人は60歳以上で3人に1人。80歳以上では2人に1人に増え、毎日のように起こる人は60歳以上で6〜8％と言われています。

夏場に起きやすい

　夏は汗をかいて水分やナトリウム、カリウムなどを失うことが多いので注意が必要です。冷房の使い過ぎによる下肢の冷えが原因になる事もあります。

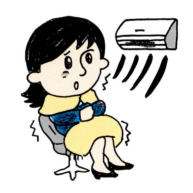

また、冬では寒さのために身体が緊張状態になり、血行が悪くなるために起きることがあります。

こむら返りを起こす原因となる主な病気

	主な原因	他の症状
一過性の場合	・運動時の疲労 ・大量の発汗や下痢などによる脱水 ・冷えなどによる血行障害 ・大量飲酒による脱水など	
繰り返す場合	糖尿病	・のどが渇く、多尿、倦怠感、疲労感、急激な体重減少
	腰部脊柱管狭窄症	・歩くと脚が痺れて痛くなり休むと楽になる ・坐骨神経痛（臀部から足先にかけての強い痺れや鈍い痛み）
	甲状腺機能低下症	・倦怠感、疲労感 ・冷え、発汗の低下 ・集中力、記憶力の低下
	薬の副作用 （一部の降圧剤や利尿剤）	

こむら返りの予防には、カリウムやカルシウム、マグネシウムなどの電解質を補給するために、野菜や果物、海藻類、牛乳、小魚などをバランスよく食べることが大切です。もし起きたら、自分の生活を見直してみて欲しいと思います。一部病気と関連することや表に示しますように様々な薬が原因のこともありますので、病気の治療中で、こむら返りが頻発する人は主治医に相談しましょう。

こむら返りの対処方法についてご紹介します。こむら返りが起こったときは、**図のように足先を手前に引く**と改善する

こむらがえりの対処法

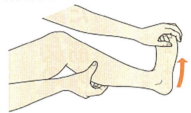

つま先を身体側に引っぱり、アキレス腱を伸ばす。

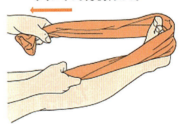

タオルでつま先を引っぱる。

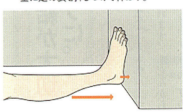

壁に足の裏を押しつけて伸ばす。

こと多いです。

　また、漢方薬を使うケースもあります。代表的なのは芍薬甘草湯(しゃくやくかんぞうとう)で、八味地黄丸(はちみじおうがん)は高齢者のこむら返りに適しています。その他、筋弛緩薬、湿布薬などを処方して対処する場合もあります。

Chapter 13 熱中症

島根県立大学看護学部教授　平野　文子

めまい、頭痛、けいれん、意識障害

　熱中症は、気温や湿度の高い環境にいることで、体温を調節する機能が狂ったり、体内の水分や塩分のバランスが崩れたりすることで起こります。これによって起こる、め

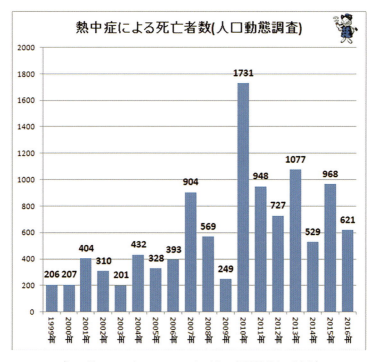

(http://www.garbagenews.net/archives/2282565.html より)

まい、頭痛、けいれんや意識障害などの症状をまとめて熱中症と言います。

前ページの図は、熱中症で亡くなった人を年代別に分類したデータです。特に猛暑が観測された2010年と2013年に死亡者が多く、影響が大きかったことがわかります。

特に多いのは高齢者ですが、若い世代の男性もあります。若い世代の男性では、労働、炎天下でのスポーツで多くなりますが、高齢者は日常生活、しかも室内での発生が多くなっています。

発生場所のおよそ30％が住宅

事実、国立環境研究所の2014年報告データによると、熱中症の発生場所のおよそ30％が住宅となっています。特に高齢者は暑さを感じにくく、体温調節や汗をかく機能が低下しています。そのため、不快な高温多湿環境に早期に気づかない、また、生活習慣としてエアコンや扇風機の使用を控えがちであることも影響しています。したがって、暑くても我慢してエアコンをつけないなどということはせず、高温多湿による体調不良を早めに把握し、適切にエアコンを使うことが大切です。

気温が高くなくても湿度が高い場合、熱中症になること

もあるので、除湿機能も効果的に使うことが必要です。特に高齢者の場合は、のどが渇かなくてもこまめに水分補給をすること、室内だからと油断しないことが大切です。

　万が一、自分や周りの人が熱中症になった場合、屋外なら、できる限り日陰のある風通しのよい場所に移動させます。屋内なら、エアコンの効いた涼しい場所に移動させます。そして、水分・塩分を摂らせます。意識がもうろうとしている、意識がない場合などは、すぐに救急車を呼びます。

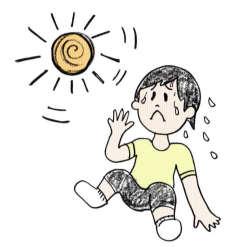

Chapter 14 夏太り対策

島根県立大学看護学部教授　若崎　淳子

女性のほぼ半数が経験

　夏は「夏痩せ」という言葉はありますが、本当に夏太りがあるのでしょうか？

　実際に夏に太ったかという調査で、全体では41.6％、男性は37.2％が、女性は男性と比較して8.8ポイント高く46.0％に「太った経験がある」ことがわかりました。女性の約半数は夏に太ってしまった経験があるようです。

　年代別でも特に30代では約4割が夏太りを経験しています。夏太りをした女性のうち、体重が元にもどったのはわずかです。「さらに太った」「太ったまま変化しなかった」「少しやせたが元の体重には戻らなかった」を合せて、太ったままだった人がほとんどです。

　夏太りから秋太りへいく理由ですが、食欲が旺盛になる秋に入り、そのまま秋太りへと続き、さらにイベントが多い年末年始を迎えるというように、年々体重が増えて負のサイクルにはまってしまう可能性が高くなります。

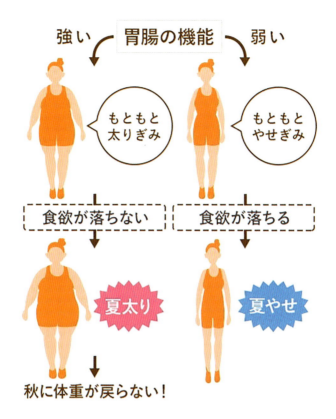

基礎代謝が落ちやすい

　夏太りには、いくつかの原因があります。まず、**夏は基礎代謝が落ちやすい**ことです。基礎代謝とは、体温維持や内臓を動かすなど、生きていくうえで最低限必要なエネルギーのことです。

　夏はたくさん汗をかくので代謝が上がって痩せやすくな

りそうですが、実は逆です。夏は体温と気温の差が少ないので、体温を維持するためのエネルギーをそこまで必要としません。代謝が下がれば、その分、体に脂肪がたまりやすくなるため、夏太りの原因となってしまいます。

逆に冬は、体温と気温の差が大きくなるので、体温を上げるためのエネルギーが必要になります。つまり、冬は代謝が上がり、夏は下がってしまいます。

水分の摂りすぎに注意

次に、水分過多です。熱中症予防のため夏はどうしても水分が必要になります。しかし、摂りすぎには注意が必要で、水分を摂りすぎると、身体の水分代謝が追い付かなくなり、余分な水分が身体にたまってしまいます。夕方に手足がむくんで靴がきつくなったりするのは、昼間の水分の摂り過ぎが原因です。冷たいものほど甘さを感じにくく、実は砂糖が多く含まれている場合もあるため注意が必要になります。

3つめは、夏バテ防止のためのカロリー過多です。すなわち、夏は暑さで食欲が落ちてしまう方もいらっしゃると思います。そうなると心配なのが夏バテです。そして、身体力をつけるために無理して食べ、高カロリーのものばか

りを食べていると、カロリーオーバーとなってしまい、その結果、肥満を招きます。

　対策は、涼しい夕方などを利用して、軽い運動を取り入れることです。また、常温の飲み物がお勧めです。食事もできるだけ温かいものにしましょう。夏の身体は冷房や冷たい食事・飲み物などの影響で、思った以上に身体を冷やし代謝を落としますので注意しましょう。

Chapter 15 脳梗塞

島根県立大学看護学部教授　梶谷みゆき

ある日突然襲ってくる

　脳梗塞とは脳の血管が詰まり、その先に血液が届かず、脳の細胞が壊死してしまう病気のことを言います。脳梗塞にかかると、手足の麻痺や、言語障害など様々な症状が現れます。病院に行くのが少しでも遅れると、命の危険や後遺症などの障害が残る可能性もある「ある日突然襲ってくる」怖い病気です。

　また、いつの間にか気づかないまま脳梗塞になることもあります。これを**隠れ脳梗塞**（左図矢印、頭部MRI）と言い、将来、本格的な脳梗塞になりやすい危険群です。

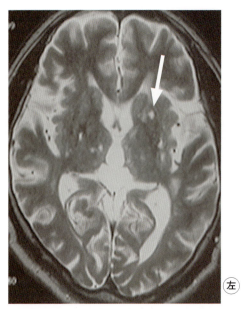

61歳男性、脳ドックにて偶然発見された。矢印が隠れ脳梗塞。

発症度は夏が一番高い

「夏こそ怖い」というのは、脳梗塞は血圧の上がりやすい冬場に起こりやすいと言われてきたのですが、脳梗塞の一種である脳血栓の季節別発症度を見てみますと、このように夏が一番高くなっています。

夏は汗をかきやすいため、体内の水分が不足し、脱水症状を起こしやすくなります。そうなることで、血液の流れ

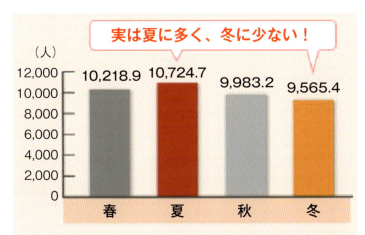

実は夏に多く、冬に少ない！

春 10,218.9　夏 10,724.7　秋 9,983.2　冬 9,565.4

脳血栓の季節別（春3〜5月、夏6〜8月、秋9〜11月、冬12〜2月と定義）の発症頻度には有意差がみられる。（$p<0.001$, X^2検定）

（滝沢俊也：脳卒中データバンク2015より）

が悪くなり、血管が詰まりやすくなってしまいます。さらに夏場では、涼を求めてビールなどお酒を飲む機会が増え

ます。お酒の分解には水分が必要です。お酒を大量に飲んで、そのまま寝てしまうと、寝たまま脱水症状を起こし、本人や周囲が気づかないまま脳梗塞を発症するという可能性もあり、とても危険です。

　脳梗塞はこれまで、加齢による動脈硬化などが原因で高齢者に発症することが多い傾向にありました。近年は、不規則な生活、ストレス、バランスの偏った食事をするなどで、若い人にも脳梗塞になるケースが増えています。

　夏場の脳梗塞を防ぐためには、水分をこまめに摂ることが重要です。スポーツなどで汗をかいた後はもちろん、

　眠る前や起きた後、トイレで排尿した後など身体から水分が出たあとは、水分を摂るよう心がけて下さい。また、エアコンのきいた室内でも乾燥によって水分が身体から少なくなっているので、こまめに水分を摂ることが必要です。

一刻も早く病院へ

　それでも万が一、発症してしまった場合は、脳の血管に詰まった血栓を溶かす**tPA（ティーピーエー）**という薬剤を静脈内に点滴する治療（血栓溶解療法）があり、またカテーテルによる脳血管内治療もあります。しかし、その薬の投与の前提となるのが発症から4.5時間以内というタ

イムリミットです。4.5時間以後に投与すると、それまでたまっていた大量の血液が急に流れてしまうため、血管が破れる可能性が高くなります。そのためには、脳梗塞のサインに一刻も早く気づくことが大切です。血栓が血管に詰まりだすと、

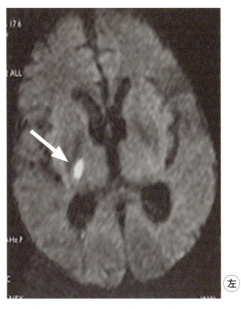

発症直後の頭部MRI, 拡散強調画像。矢印が脳梗塞の箇所。

・片方の手と足に力が入らない
・ろれつが回らなくなる
・顔の片側が麻痺する

などの症状が出てきます。これらの症状を感じたら、一刻も早く病院へ行き、上記のような頭部MRIなどの診察を受けて下さい。

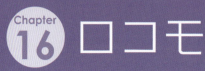

Chapter 16 ロコモ

島根県立大学看護学部教授　平松喜美子

日本語では「運動器症候群」

　ロコモは、ロコモティブシンドロームの略で、日本語は**運動器症候群**です。ロコモティブシンドロームとは、骨粗しょう症などで運動機能が弱くなり、介護が必要となったり、寝たきりになったりする可能性が高い状態のことを言います。原因は加齢や運動不足、不規則な生活習慣です。

　国民の健康増進のために国が定めた基本指針「健康日本21（第2次）」では、運動器に関する具体的な目標が示されており、その中で、国民のロコモ認知度を44.7％（2016年）から80％（2022年）に引き上げることという目標があります。

　ロコモの流れを下図に示します。

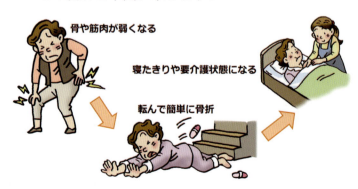

5人に3人がロコモ予備軍

　骨や筋肉が弱くなると、転倒しやすく簡単に骨折してしまいます。そして寝たきりになると、家族などからの手助けが必要となるというものです。

　ロコモ及びその予備軍は40歳以上で4700万人（男性：2100万人、女性：2600万人）と言われ、2013年10月の40歳以上の総人口の63％、つまり約5人に3人がロコモ予備軍ということです（日本整形外科学会ホームページ）。

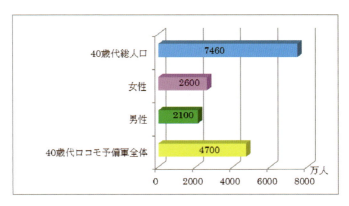

ロコモ人口
（日本整形外科学会ホームページ）

　図に示す通り、女性の骨密度は50歳を過ぎると急激に減少し、また、男女ともに筋肉量は20歳を過ぎると徐々に減少し、知らず知らずの内に運動器の衰えは始まっています。

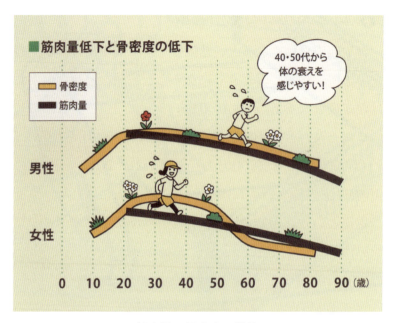

筋肉量・骨密度の推移
（1からわかるロコモ（基礎知識編）大正富山医薬品株式会社、監修、岩本幸英p12）

　昔に比べ現代人の歩数は減少しています。鳥取県の男性は全国の45位で、島根県の男性も平均より低い状態です。地方の生活では、車がないと日常生活に支障をきたすため、日常的に歩く習慣が欠けているようです。

足の運動が重要

　いつまでも他人の手を借りずに「自分の足」で歩き続けていくためにはロコモ対策として運動を行うことが重要で

全国男女別平均歩数の比較

順位	男　性	平均値	女　性	平均値
1	兵庫県	8859	千葉県	7427
2	福島県	8576	静岡県	7423
3	埼玉県	8555	京都府	7422
4	滋賀県	8470	福島県	7364
5	岐阜県	8328	三重県	7364
４３	長崎県	6823	青森県	6283
４４	秋田県	6788	長崎県	6226
４５	鳥取県	6785	宮崎県	6113
４６	和歌山県	6675	北海道	6095
４７	宮城県	6439	秋田県	6028
平均値		7791		6894

地方では車社会のためか少ない

（厚生労働省ホームページ：健康21（第二次）H24年国民健康栄養調査報告P165）を参照し作成

す。最初に衰えるのは片脚立ちか、椅子から立ち上がる能力から衰えると言われています。そのため、片足立ち、スクワットなどがロコモ予防には非常に効果的です。

　運動器機能を維持・強化できるのは自分だけです。将来、要支援・介護状態にならないよう、早期から自分がロコモの状態になっていないかを把握し、ロコモ対策を行うことはとても大切です。

Chapter 17 サルコペニア

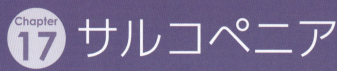

島根県立大学看護学部教授　平松喜美子

加齢に伴い筋肉量が減少

　サルコペニアは健康であっても発生する現象で、**加齢に伴う筋量減少とそれに伴う筋機能の低下**（sarcopenia: ラテン語でsarco＝肉、penia＝減少　を意味する）と定義されています。日本語では**加齢性筋肉減弱症**と呼ばれています。

　高齢になると歯が抜け咀嚼することができなくなったり、嚥下機能が低下し、誤嚥を起こしたり、消化器機能が

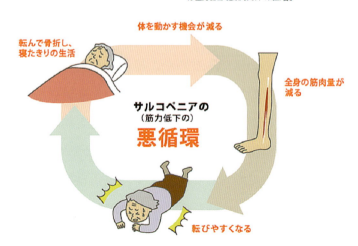

＊「フレイル超高齢社会における最重要課題と予防戦略」
厚生労働省 健康局資料「高齢者」

低下し、食事量が減少し、筋肉を作るたんぱく質が不足します。筋肉量が減少すると身体を動かすことが困難になり、また脳へ送られる刺激も減少し、意欲や認知機能の低下も起こり、閉じこもりがちになり、社会的な交流が減少してきます。高齢化が進んだ所では、過疎化が進み、近くにはスーパーなどがなく、「買い物難民」と言われるように食材を購入することもできなくなり、死活問題にまでなります。

　サルコペニアの統一された診断基準はいまだありませんが、サルコペニアは、低筋肉量を裏付ける証拠に加え、低筋力あるいは低身体機能を満たす場合に診断されます。

　　サルコペニアの診断EWGSOP：European Working Group on Sarcopenia in Older People)

　下記の項目1）を裏付ける証拠に加え、2）あるいは3）を満たす場合に診断される。

　1）　低筋肉量
　2）　低筋力
　3）　低身体機能

指輪っかテストで簡易に評価

　指輪っかテストでサルコペニアを簡易に評価することができます。

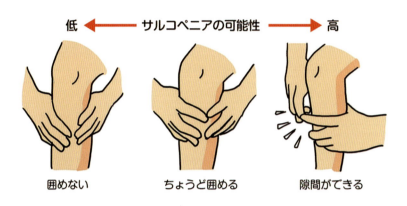

　両手の親指と人差し指で輪っかを作り、ふくらはぎの最も太い部分を囲むことで判断します。（東京大学高齢社会総合研究機構准教授・飯島勝矢先生資料）

　四肢骨格筋の加齢に伴う減少は上肢よりも下肢でより著しいと報告されていますので、加齢に伴う筋量と筋機能の低下は転倒による骨折の危険性を増加させます。

　但し、栄養の補給だけでは骨格筋の増強作用は不十分であることが指摘され、運動との併用が効果的と報告されています。

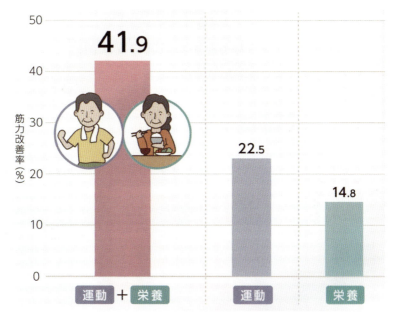

サルコペニアに対す運動と栄養の効果
(山田実：サルコペニアに対する介入の効果.医学のあゆみ，
253(9):813-817,2015 より）

筋肉に抵抗かける運動が有効

　運動でもレジスタンス運動（筋肉に抵抗をかける動作を繰り返し行う運動）と言われる運動が有効とされています。レジスタンス運動にはダンベルを使ったり、ジムでマシンを使うなど器具を用いて抵抗をかける方法と、スクワットや腕立て伏せのように自分の体重で抵抗をかける方法があります。

近年の研究では、サルコペニアと認知機能との関連も報告されており、認知症になると筋肉の衰えにより、運動量が減り、認知症もより進んでくると思われます。

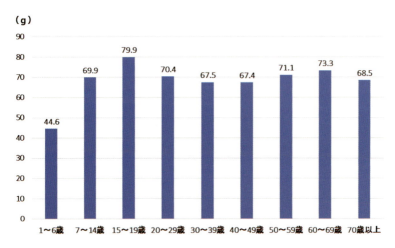

年齢階級別、たんぱく質摂取量の平均値
（平成27年「国民健康・栄養調査」の結果 報道発表資料 結果の概要　栄養素・食品別摂取量などに関する状況　表10　栄養素など摂取量（1歳以上、男女計、年齢階級別）厚生労働省より）

たんぱく質を積極的に摂りましょう

　厚生労働省の2015年国民健康・栄養調査結果の概要によると、70歳以上の高齢者の1人1日当たりのたんぱく質摂取量の平均値は68.5gであり、比較的十分な量のたんぱく質を摂取しているようにも思えますが、平均値である

ため、摂取量が低い高齢者も多く存在すると思われます。つまり高齢になるほどたんぱく質合成の働きが低下することを踏まえると、十分な量の摂取をしているとは言い難いと言えます。たんぱく質として、肉、魚、大豆などを積極的に摂るようにしましょう。大切なことは、1日3食しっかりバランスよく食べることです。たくさんの食品を1度に食べることができない場合は、少しずつ回数を多くして食べましょう。

Chapter 18 胸焼け

島根県立大学看護学部教授　吾郷美奈恵

加齢により胃酸が逆流しやすくなる

　胸焼けとは、胃酸が逆流して食道や喉まで戻ってきている時に起こる症状のことを言います。この時に感じる胸が焼けるような熱い感覚から「胸が焼ける⇒胸焼け」と名付けられました。文字通りあの胸が焼けるような感覚はなんとも辛いものです。

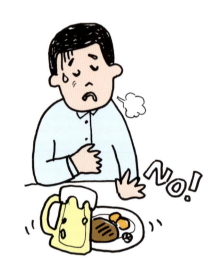

　胸やけの発症頻度について、日本人がこの病気にかかっている有病率は1985年ぐらいまで10％弱でした。しかし、現在は20〜25％と言われています。加齢によって胃液の逆流を防止する括約機能が低下し、胃酸が逆流しやすくなるので、年齢とともに増えていきます。また、生活習慣と深く関わる病気です。

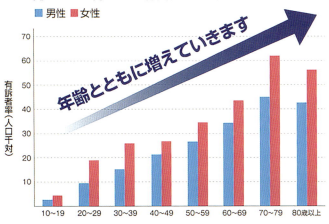

(http://www.ssp.co.jp/gastol/active/evidence/ より)

　この図に示すように、胃酸や胆汁などの胃内容物が食道内に逆流し、食道粘膜が刺激され、食道内が炎症を起こすことによって胸焼けが発症します。これを医学用語では胃

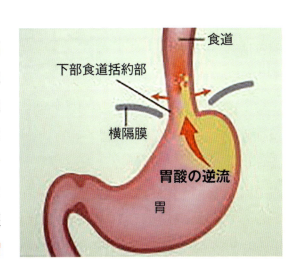

食道逆流症と言います。
　胃酸の逆流の症状は、胸やけの他には、酸っぱいものがあがってくるというものがあります。食事の後、横になったとき、おなかに力を入れたときなどにそのような症状があると、胃酸の逆流を疑います。

原因は暴飲暴食や高脂肪食など

　胸やけの原因は、暴飲暴食や脂肪分が多い食事、ストレス、前かがみの姿勢などによるものなどがあります。たとえば、暴飲暴食でなぜ胸焼けが起こるかというと、暴飲暴食により、胃酸の分泌が増加し、さらに酸性度が高くなるため、胃の内容物の逆流を起こしやすくします。

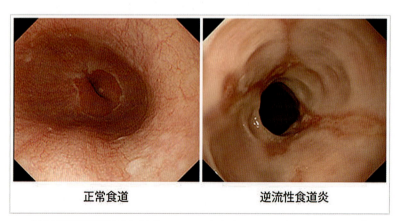

正常食道　　　　　逆流性食道炎

（日本気管食道科学学会ＨＰよりhttp://www.kishoku.gr.jp/public/disease06.html）

胸焼けの症状がある場合は、まず胃内視鏡検査などによって胃潰瘍や胃がんなど器質的な疾患の有無をまず調べ、確認していきます。

　左ページの写真は、食道の内視鏡写真ですが、左が正常の食道で右が逆流性食道炎の患者です

　胸やけの治療は、**プロトンポンプ阻害薬**、Ｈ２ブロッカー、つまり、酸分泌抑制薬　胃酸の分泌を抑える薬の内服です。これらを内服することで、多くの場合、数日で症状は非常に改善します。また、高脂肪食、アルコール、喫煙、食べてすぐ寝るなどの生活習慣を改善しましょう。

予防法は牛乳や水で食道を洗い流す

　日常生活でできる簡単な予防法は、牛乳や水を飲んで、食道を洗い流すことです。また胸焼けは、食後に起こりやすいので、食後にガムを噛むと、唾液の分泌が活発になって、逆流した胃酸を中和したり、食道を洗い流したりすることができます

　胸焼けは、気になりながら放置しがちです。放っておくと、食べたいものが食べられなくなり、夜もぐっすり眠れなくなります。正しい知識を身に付け、生活習慣を見直しましょう。

Chapter 19 首こり

島根県立大学看護学部教授　伊藤　智子

首の骨と筋肉で頭を支える

　肩こりはよく聞かれますが、長時間仕事をしていると、首がこったなあと感じることがあります。

　まず、首の筋肉についてご説明します。この図にありますように、首には多くの筋肉があります。

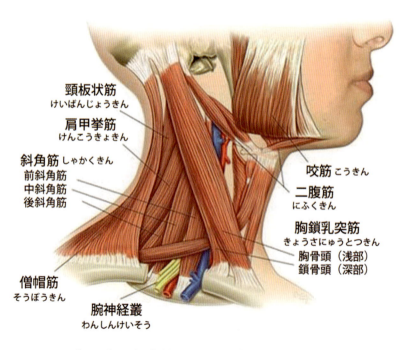

(https://stretchpole-blog.com/stiff-neck-stretchs-7-5239 より)

さらに、自律神経もこの中にあります。首は、首の骨と筋肉で重さ4〜5kgもある頭を支えています。さらには、肩の骨と筋肉には、重さが約3kgといわれる腕がつながっています。何もしないでいても、首や肩周辺の筋肉には、身体を支えるための負担がかかっているといえます。そして、この図のように、前かがみでいると、どんどん首に負荷がかかってしまいます。

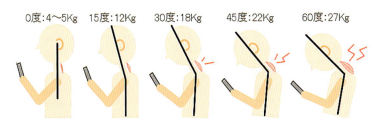

http://www.straight-neck.com/sisei/atama_omosa.html#kubinofuka

■肩・首すじのこりや痛みのメカニズム

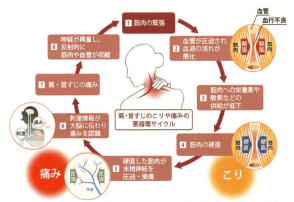

参考「目で見る医書シリーズ 徹底図解くび・肩・腕の痛み」（法研）より改変

　この図は、首のこりや痛みのメカニズムを示します。

首こりの悪循環

　首こりの悪循環を起こすサイクルは、筋肉が緊張したり、血流が悪くなることで、筋肉への栄養素や酸素供給が低下し、さらに筋肉が硬直することから始まります。筋肉が硬直することで末梢神経が圧迫・損傷され、その刺激情報が大脳に伝わることで、首や肩の痛みを認識、そこでさらに、筋肉や血管を収縮させるという悪循環になってしまいます。

　首の筋肉の異常は、首にある自律神経のひとつである副交感神経の異常を招きます。副交感神経は、内臓や血管、呼吸器などをコントロールするもっとも重要な神経のひとつです。そのため、首こりが身体の不調、頭痛、めまい、うつなどを引き起こします。

　長時間のパソコン作業、スマートフォンなど携帯電話の操作は**ストレートネック**という状態を引き起こします。ストレートネックとは、レントゲン上、クビの骨の配列が直線状になる事（頸椎の生理的前彎(ぜんわん)の消失）を言います。長時間デスクワークを行う人に多く見られます。この状態を放置すると、首こり、肩こりや頭痛を引き起こし、ひどい場合だと胃腸症状、精神症状が出ることもあります。

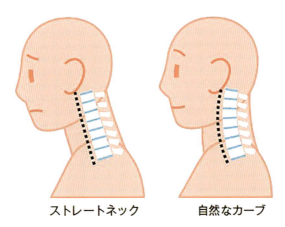

ストレートネック　　　自然なカーブ

(https://www.nikkei.com)

原因に眼精疲労やストレス

　また、首こりの原因として、<u>眼精疲労</u>も見逃せません。眼精疲労とは、単なる眼疲労ではなく、目を使う作業の継続で、眼痛・頭痛・吐き気・目のかすみ・肩こりなどの全身症状を引き起こすことです。最近はパソコン業務やスマートフォン使用で、眼精疲労を訴える人が増加しているとも言われています。

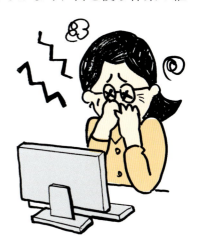

また、**ストレス**が挙げられます。身体がストレスを受けると、交感神経が活発になって首の周りの筋肉が緊張します。そのため、血行不良になってしまい、首こりが起こると考えられています。

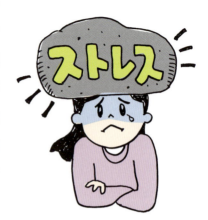

15分〜30分に一度ストレッチを

　首こりの解消方法は、例えばパソコン作業などで長時間同じ姿勢の場合は、15分から30分に一度ストレッチをすると効果的です。ストレッチは、立って首を左右にゆっくり5秒くらいずつかけて倒し、交互に5回するといいでしょう。さらに、顔を左右にゆっくり向ける、肩を大きくゆっくり回すなどして下さい。

　首こり解消にはマッサージが良いのではと思うかもしれませんが、首は危険な場所です。神経がたくさん集まっていることもあり、ただ、簡単にマッサージをすれば良いものでもありません。利にかなったマッサージをしなければ、かえって首のこりを強くしてしまうことにつながります。

この首こりにならないためには、ネクタイなどは暇をみつけ、緩めることも大切です。

　様々な原因で首こりは起こりますが、日常生活で改善できるものもあれば、治療が必要な場合もあります。そのような場合には早めに病院での受診をお勧めします。

Chapter 20 頭痛のメカニズム

島根県立大学看護学部教授　山下　一也

筋肉のこり、脳の血管拡張、神経痛

　日々生活していて、身近に感じる頭痛ですが、そもそも、頭痛が起こる原因は何なのでしょうか？

　頭痛の3大要素は、筋肉のこり、脳の血管の拡張、神経痛です。

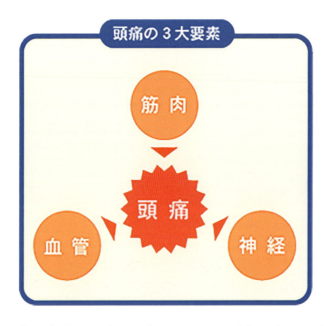

　頭痛を自覚する人は1年間に4000万人に上ります。その大部分が、どこにも原因となる病気がなく頭痛だけが症

状である「一次性頭痛」といわれる頭痛です。

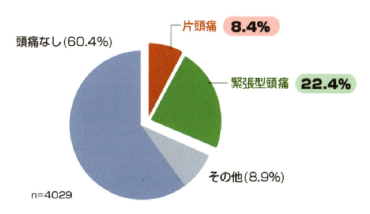

慢性・反復性頭痛の有病率

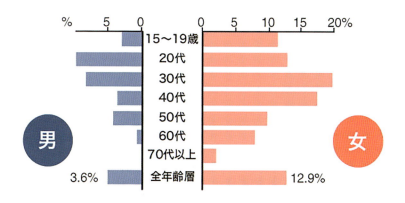

性別・年齢層別　片頭痛有病率
(http://www.eisai.jp/medical/products/maxalt/guidance/epi.htmlより)

　一次性頭痛の中では、緊張型頭痛と片頭痛が多くなっています。片頭痛は頭の血管が過度に拡張することが原因と

考えられています。そのため、動脈硬化の進んだ高齢者にはみられません。また、片頭痛は女性に多く見られる頭痛です。

　片頭痛は、前兆のない片頭痛と前兆のある片頭痛の2タイプに分けられ、前兆のある人は20〜30％と言われています。前兆のある片頭痛では、頭痛が起こる前に、いくつかの前兆がみられます。例えば、目の前にチカチカと光るフラッシュのようなものが現れ、視野の片側、または中心部が見えにくくなる閃輝暗点（せんきあんてん）を生じることが多いです。このような前兆の多くは15〜30分で消失し、続いて頭痛が始まります。

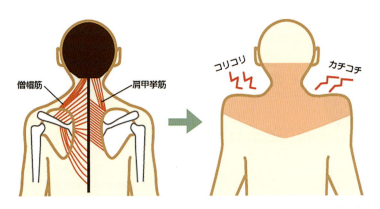

　片頭痛の対策としては、頭痛外来、あるいは神経内科の専門医に診てもらうのが良いでしょう。

　一方、緊張性頭痛というのはストレスや同じ姿勢を続け

ることで肩や首の筋肉がこってしまう事が大きな原因です。これによって付近の血管が過度に収縮し、神経が刺激されることで痛みが発生します。そして一度頭が痛みだすと、より筋肉や神経が緊張し、痛みが増幅するという悪循環が起こってしまいます。

　２つの頭痛の違いをひとことで言うと、緊張型頭痛は血の巡りが悪くなって、ギュウギュウとした痛み、片頭痛はこめかみの辺りが脈打つようにズキンズキンと痛むのが特徴です。しかし、片頭痛は頭の両側で起こることもありますし、ズキンズキンと脈打たないことも少なくありません。

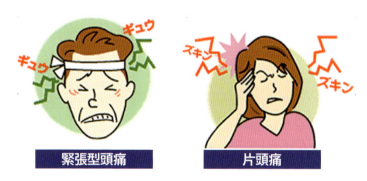

頭痛体操をしましょう

　このような頭痛対策に頭痛体操があります。頭痛体操の目的は片頭痛の頻度を減らすことですが、緊張型頭痛の軽減にも有効です。

１．腕を振る体操です。

　正面を向き、頭は動かさず、両肩を大きくまわします。頸椎(けいつい)を軸として肩を回転させ、頭と首を支えている筋肉（インナーマッスル）をリズミカルにストレッチします。

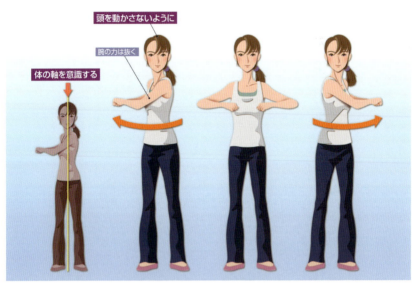

(http://www.jhsnet.org/pdf/zutu_taisou.pdf より)

2．肩を回す体操です。

ひじを軽く曲げ、肩を前後に回します。
前に回すときはリュックサックを背負うような感覚で、後ろに回すときは洋服を脱ぐような感覚で肩を回します。

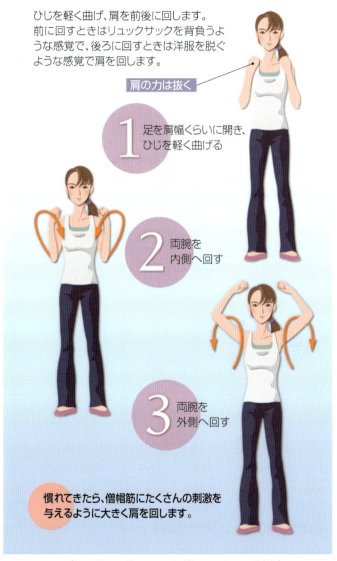

肩の力は抜く

1 足を肩幅くらいに開き、ひじを軽く曲げる

2 両腕を内側へ回す

3 両腕を外側へ回す

慣れてきたら、僧帽筋にたくさんの刺激を与えるように大きく肩を回します。

（http://www.jhsnet.org/pdf/zutu_taisou.pdf より）

頭痛薬の使用にも注意を

　さらに最近では<mark>薬物乱用頭痛</mark>も増えています。頭が痛いからといって毎日のように頭痛薬を飲んでいると、かえって頭痛が増強するというものです。市販の鎮痛薬が比較的入手が容易であることもその一因と考えられます。頭痛薬を月に10日以上飲んでいる場合には薬物乱用頭痛に陥っている可能性があります。次のような症状が当てはまる人は、薬剤の使用過多による頭痛の可能性があります。

○以前から頭痛疾患をもつ患者において、頭痛は1ヵ月に15日以上存在する。
○1種類以上の急性期または対症的頭痛治療薬を3ヵ月を超えて定期的に乱用している。

　治療としては、原因薬物の中止、薬物中止後に起こる頭痛に対する治療、予防薬の投与です。それはこのようなループから起きるものです。

　つまり過度の薬の飲み過ぎは、頭痛の症状を悪化させてしまう恐れがあるので、薬を服用する際には病院などで正しい処方を受けて飲むようにして下さい。

命にもかかわる二次性頭痛

　命にもかかわる、くも膜下出血や脳出血などは、二次性

頭痛といわれるものです。一次性頭痛との症状の違いをあげると、二次性頭痛を示唆する所見は、次のようです。

〈二次性頭痛〉

　　突然の頭痛

　　今まで経験したことがない頭痛

　　いつもと様子の異なる頭痛

　　頻度と程度が増していく頭痛

　　50歳以降に初発の頭痛

これらの症状がある方は一刻も早く専門の病院に行く必要があります。

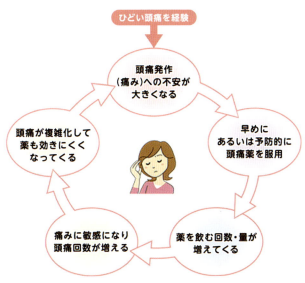

(http://www.sukkirin.com/therapy/overuse.html より)

Chapter 21 冷え性克服法

島根県立大学看護学部教授　長島　玲子

低年齢化や男性の冷えも問題に

女性の2人に1人が「冷え」を訴えているといわれますが、最近では、冷え性の低年齢化や男性の冷えも問題になっています。冷え性では、特に体温の変化は見られません。特に冷えていると感じていなくても、身体を触ってみて冷たければ、それは身体が冷えている証拠です。腰や下腹部が冷たければ、内臓まで冷えていると言えます。

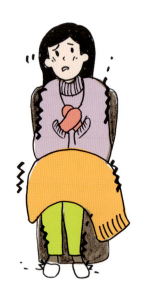

次の図のような様々な症状が冷え性と関連しています。

冷え性の人に冷えを感じる時期は冬や秋が多いのですが、「一年を通して」の方もあり、単に気温だけではありません。

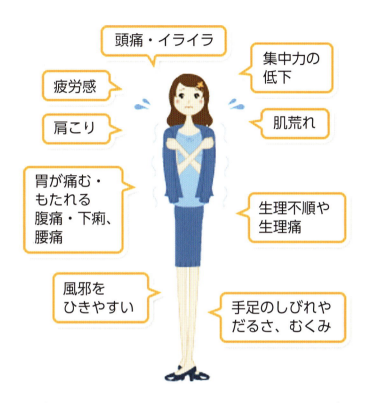

（http://eonet.jp/health/special/img/100701/column_pic01_2.gifより）

血流が悪くなるのが共通原因

　冷え性になってしまう原因は様々ありますが、共通しているのは血流が悪くなるということです。まず第1点目は、自律神経と関連しています。ストレスでも自律神経のうちの交感神経が優位に働いて、血管が収縮します。

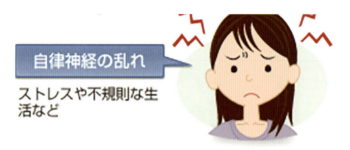

　また、硬くなったおしりの筋肉（梨状筋）が、坐骨神経という血管の太さを調整する交感神経を圧迫することにより血管が収縮して冷えます。

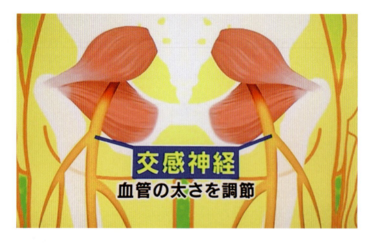

(http://www.oricon.co.jp/news/2041116/photo/1/ より)

　第2点目は、貧血、低血圧や血管系などの疾患がある人は、血流が滞りがちになり冷えます。実際に冷え性は末端

では図のように血行が悪くなっています。

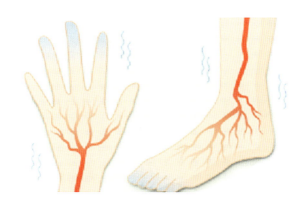

血行をよくすることが大切

　冷え性の対策は、生活習慣の改善が必要です。冬だからといって部屋の中でじっとしているのでなく、部屋の中でも運動をして、マッサージをして血行をよくすることが大切です。また、入浴の仕方は、熱めの風呂にさっと入るのではなく、38～40度くらいのぬるめの湯にゆっくりつかる方が身体の中か

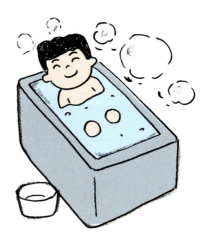

らじっくりと温まります。足首から下の部分浴も効果的です。

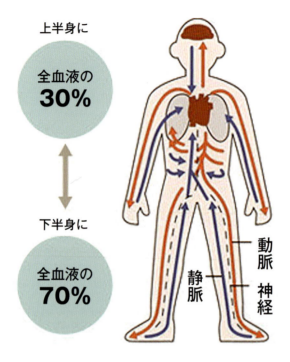

　また、頭寒足熱を心がけて下さい。この図にありますように全血液量の70％が下半身にありますので、下半身を温めると、温かい血液が全身に廻ることになります。

　そのため、下半身の血液をしっかり温かくしておくことが重要です。すなわち、下半身を厚着にして、上半身では首がむきだしですので、首周り、おなか周りも暖かくする

と効果的です。

　冷え性は食事も関係しており、身体を温める作用のあるビタミンE、C、B1、パントテン酸、良質のたんぱく質などを積極的に摂ると良いです。具体にはごぼう、にんじん、しょうが、などです。

冷えを放置すると病気にも

　冷え性と病気との関係ですが、冷え性という病名は西洋医学にはありません。しかし、冷え性は、免疫機能が下がるので、冷えを放置していると、重篤な病気の発症へとつながることもあります。身近なところでは風邪を引きやすくなります。不妊症の原因にもなったりするため、長年冷えを患っている方は、専門医のアドバイスとともに、根本から改善していく必要があります。

　また冷え性とは、寒がりとは違い、自律神経の異常であったり、血行が悪くなったりしています。生活習慣を整えることで改善することもありますので、心がけて欲しいと思います。

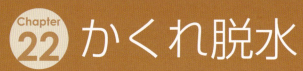

Chapter 22 かくれ脱水

島根県立大学看護学部教授　平野　文子

自覚のない冬の水分不足に注意

　かくれ脱水とは、乾燥によって自覚のないままに水分が奪われ、水分不足に陥ってしまっている状態を言います。私たちの身体には、この図のように多くの水分で成り立っています。

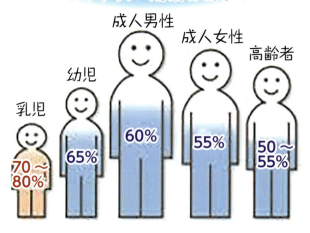

　外気の乾燥が進む冬は、知らないうちに身体から水分が失われるため、自覚はありません。しかし、脱水症状が、

進行して血液がドロドロとしてくると、心筋梗塞や脳梗塞につながる危険があります。

　身体から1日に出ていく水分の量は2500ミリリットル、一方で、1日に補給している水分の量は1300ミリリットルで、その差の1200ミリリットルは、飲み水で補給する必要があります。

　日本の冬は特に乾燥しています。外気が乾燥すると、知らない間に身体から水分が失われやすくなります。また冬はあまりのども乾かないため水分を摂ることも少なく、いつの間にか脱水は起こってしまいます。これが、かくれ脱水です。

　最近の**住環境**とも関連しています。冬の室内は屋外よりも10〜20%も湿度が低下する傾向があります。したがって屋外よりも乾燥している室内の方が水分は失われます。室内で湿度が低下する要因は二つあります。一つは暖房器具（コタツ、ストーブ、エアコン）の使用です。もう一つは住宅の気密性が向上したこと。気密性が上がると空気の出入りが少なくなり、外気の取り込みなどで加湿するチャンスが減ります。

　さらに、冬に流行する**感染症**が影響します。インフルエンザ、ノロウイルスによる感染性胃腸炎などで、脱水症に

なりやすくなっています。

肌の乾燥が水分不足のサイン

　冬のかくれ脱水の症状は、まず、肌の乾燥です。肌の乾燥は水分不足のサインです。冬は空気が乾燥しているので肌の乾燥に注意が必要です。次に、口の中の粘りです。口の中が何だかネバネバする、と感じたら脱水が始まっているサインです。そして、身体がだるい、気力が出ない、という場合も、脱水が起きている可能性があります。また、めまいがする、立ちくらみ、ふらつく、といった場合は、脱水がかなり進行している恐れがあります。

　冬の脱水の予防法については、こまめな水分補給が重要です。食事には野菜や果物など水分の多いものを食べるようにしましょう。冬は寒いので、夏のようにあまり「何かを飲みたいな」という気持ちになりにくく、飲み物を口にする機会が減っ

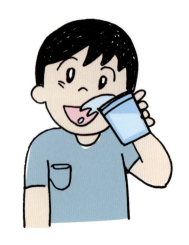

たり、「身体を冷やしたくない」、「トイレが近くなる」からと水分補給自体を控えめにしてしまうこともあり要注意です。外出時には水筒持参がお勧めです。

　次に、肌からの乾燥を防ぐ加湿と保湿も大切です。加湿器の使用や、室内に濡れタオルを干すことで、湿度を50～60％に保つようにしましょう。保湿効果のあるクリームを肌に塗ることや、肌の露出面積が少ない服装で工夫するのも効果的です。

経口補水液を常備すれば安心

　冬に流行するノロウイルスによる感染性胃腸炎では、下痢や嘔吐の症状によって脱水症状をおこす恐れがあります。下痢や嘔吐では、水分と電解質が一気に減少するため、水の補給だけでは不十分です。脱水症対策のために経口補水液を家庭に常備しておくと安心です。経口補水液を少量ずつ飲み、それでも回復しない場合は、かかりつけ医を受診して下さい。

　夏の脱水の多くは発汗が引き金で、発汗は意識しやすいですが、冬は脱水に対する警戒感が下がっていますので要注意です。

Chapter 23 感染性胃腸炎

島根県立大学看護学部教授 吉川 洋子

冬に多いノロウイルス

感染性胃腸炎は例年10月頃から増え始め、12、1月に流行のピークを迎えます。その中でも多いのが**ノロウイルス**です。

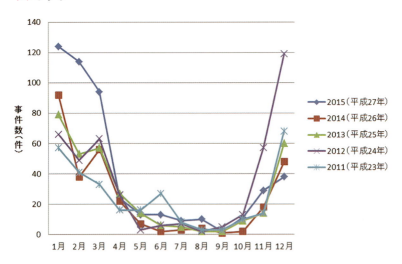

（ノロウイルスを原因とする食中毒患者数、厚労省データより）

なぜ、ノロウイルスの感染性胃腸炎が冬に非常に多くなるかというと、ノロウイルスは冬に活動が活発になり、強い感染力を持っているからです。ノロウイルスの感染経路をここで見ていきましょう。感染経路には食品から、調理

者から、ヒトからヒトの3つがあります。

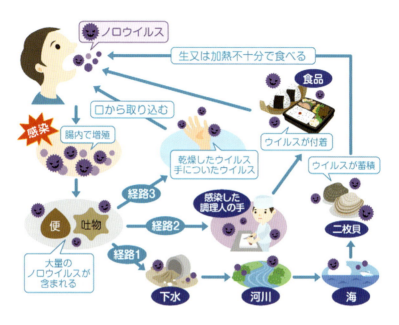

(https://matome.naver.jp/odai/2148232189669522801 より)

　ノロウイルスに汚染された二枚貝を生で、あるいは十分に加熱しないで食べることやノロウイルスに汚染された井戸水や簡易水道を、消毒不十分で摂取した場合などにより感染します。

　その他、ノロウイルスに感染した人が、手をよく洗わずに調理をすることで、手や調理器具から食品にウイルスが移り、この食品を食べた人が感染することがあります。さ

らに、ノロウイルスに感染した人の便や嘔吐物が手につき、ドアノブやタオルなどを介して感染することがあります。嘔吐物などで汚染された場所を十分に消毒しないと、残ったウイルスが空気中に飛散し、感染しますので要注意です。

ノロウイルスによる感染性胃腸炎を発症した患者においては、たった1グラムの便の中に1億個のウイルスが、嘔吐物1グラムにも100万個のウイルスが含まれています。そして、わずか10～100個という、ごく少数のウイルスが口にはいっただけでも、感染してしまう可能性があると言われています。

下痢、嘔吐、腹痛、発熱などで発症

ノロウイルスの潜伏期は12～48時間のことが多く、下痢、嘔吐、腹痛、発熱などで発症します。症状は発症後1～3日間持続します。

ノロウイルス感染の診断は、電子顕微鏡によるウイルス粒子の検出なども考えられますが、その診断法は実際には現実的ではありません。2012年4月1日から安価かつ短時間で診断でき感度も高い迅速診断キットが開発され、一般医療施設でもノロウイルスの診断が行えるようになりました。

ただ保険適用となるのは、ノロウイルス感染症が疑われる場合で、患者が①3歳未満、②65歳以上、③悪性腫瘍の診断が確定している、などに該当する場合です。

そのため、おそらく病院へ行ったとしても、通常は症状を聞かれたり、周りの感染状況を聞かれたり問診だけでノロウイルスに感染しているかどうか診断することもあります。

水分と栄養の補給が大切

治療ですが、水分と栄養の補給が大切です。医療機関に是非ともかかりましょう。ただ、ノロウイルスによる感染性胃腸炎への特別な治療法はなく、症状を軽減するための処置（対症療法）が行われます。下痢止めは、病気の回復を遅らせることがあるので使用しないことが望ましいでしょう。

Chapter 24 花粉症

島根県立大学看護学部教授　山下　一也

鼻の粘膜にアレルギー反応

　日本人の5人に1人が悩まされていると言われる、花粉症。今や、国民病ともいっても良いくらいです。世界三大花粉症といわれる植物はスギ、イネ、ブタクサです。

　花粉症とは、花粉が鼻に入り、鼻の粘膜にアレルギー反応が起こることによる病気です。3大症状は、くしゃみ、鼻汁、鼻づまりです。

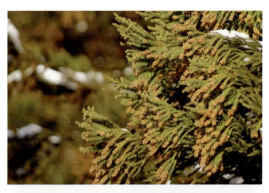

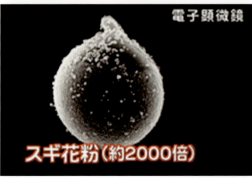

　花粉症患者は図に示すように年々増加傾向にあります。近年、花粉症にかかり始める患者の低年齢化が進んでおり、幼稚園以

下の子どもでも花粉症症状が見られることが多くなっています。

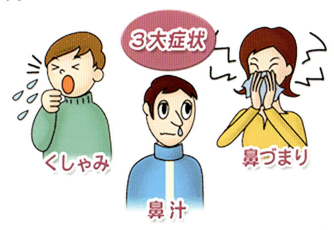

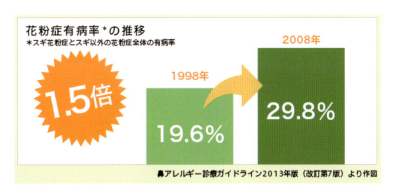

（http://www.kafun-now.com/knowledge/01.xhtml より）

　花粉症の人が、マスクを買ったり、薬を買ったりして、スギ花粉症のために1年に使う金額は平均1万2千円と言

われており、日本全国で約600億円にもなります。

なぜ花粉症が起こるかというと、

1．私たちの体は、「花粉」という異物（アレルゲン）が侵入するとまず、それを受け入れるかどうかを考えます。

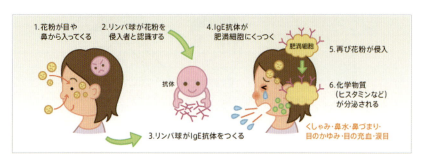

（http://www.kyowa-kirin.co.jp/kahun/about/mechanism.html より）

2．排除すると判断した場合、3．身体はこれと反応する物質をつくる仕組みをもっています。この物質を「IgE抗体」と呼びます。4．抗体ができた後、5．再び花粉が体内に入ると、鼻や目の粘膜にある肥満細胞の表面にある抗体と結合します。6．その結果、肥満細胞から化学物質（ヒスタミンなど）が分泌され、花粉をできる限り体外に放り出そうとします。そのため、くしゃみで吹き飛ばす、鼻水・涙で洗い流す、鼻づまりで中に入れないよう防御するなどの症状が出てくるようになります。

冬場を除きほぼ 1 年中飛散

　花粉は冬場を除きほぼ 1 年中飛散しています。特に多いのはスギやヒノキです。

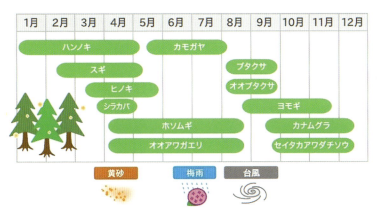

（http://tg-uchi.jp/topics/4638 より）

　関東地方を例にとると、2 月頃からスギ花粉の飛散がはじまり 4 月下旬に飛散が少なくなります。そして、ヒノキ科花粉の飛散がはじまり、5 月末頃まで続きます。くしゃみ、鼻水、鼻づまりや目のかゆみ・異物感などの症状は、花粉の飛散量に比例して悪化する傾向にあります。

　血液検査でどの花粉のアレルギーかあるかわかります。血中特異性 IgE 検査で、スギのところが高くなっていれば、スギ花粉症であることがわかりますが、日本人では結構高い頻度で陽性になると言われています。

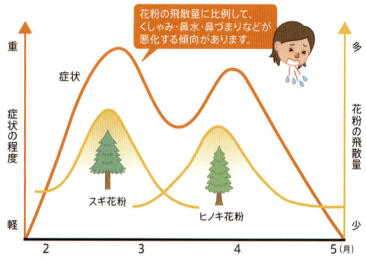

(http://www.kyowa-kirin.co.jp/kahun/about/relationship.html より)

花粉を体に近づけない努力を

　花粉症の治療法は以前に比べると、随分と進んでいます。ヒスタミンなどの化学物質の働きを阻害する「薬物療法」やレーザー治療が主な「手術療法」、花粉抗原を防御する免疫を獲得する「減感作療法」などがあります。

　しかし、大事なことは花粉を体に近づけない努力をすることです。

1．室内に入る花粉を防ぐ

　花粉が付着しやすい素材の衣服着用は避け、家に入る前には、衣類や髪に付着した花粉をはたき落とす。

2．室内での飛散を防ぐ

　加湿器を利用し、室内の湿度を上げれば空中での浮遊を防ぐことができるので、加湿器を利用する。

3．体に入る花粉を防ぐ

　外出時にはマスクや眼鏡、帽子を着用する。普通のマスクでも水で湿らせたガーゼを中にはさむことによって90％以上の花粉をシャットアウトできる。

4．掃除をこまめに、窓際に花粉は溜まりやすいので、特に念入りに掃除する。

　ところで、花粉症は、実は悪いことばかりではありません。花粉症は、体内の免疫機能が過剰に反応して起こるアレルギー症状のひとつです。最近の研究では、免疫機能が活発なので、がん細胞の増殖を防ぐ力が強いのではないかとも考えられています。

○ 薬物療法
➡ ヒスタミンなど、化学物質の働きを阻害

○ 手術療法
➡ レーザー治療が主

○ 減感作療法（免疫療法）
➡ 花粉抗原を防御する免疫を獲得

（https://kusuri-jouhou.com/training-course/pollen-allergy3.html より）

Chapter 25 気象病

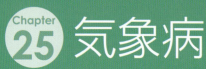

島根県立大学看護学部教授　山下　一也

季節や天気の変化で体調不良

　季節や天気の変化によって起こる体調不良を気象病と呼びます。以前から、学問的にも研究されてきた分野です。全国40代～60代の一般生活者および慢性疾患患者を対象に「健康と気候に関するアンケート」調査では、7割が「天気の変化が体調へ影響することを体験している」ことがわかりました。(TERUMO「健康と気候に関するアンケート」調査結果より)

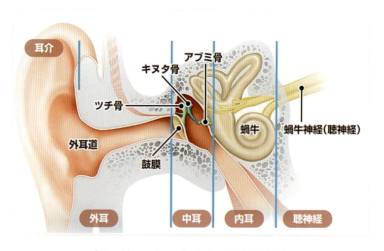

(https://magazine.caloo.jp/posts/1818/より)

最近の研究で、気圧の変化を察知する**気圧センサー**が耳の奥の内耳に存在することがわかりました。気圧の変化を内耳がキャッチし、今までと違う環境になったと脳が認識することで、自律神経が乱れると考えられ、いろんな症状が出ると考えられています。

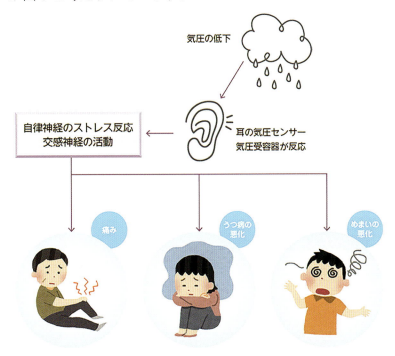

(http://www.inship.jp/sp/special/1506/1506_01.htmlより)

代表的な症状として片頭痛

　気象病の代表的な症状としてまず、**片頭痛**があげられま

す。片頭痛とは、こめかみの辺りが脈打つようにズキンズキンと痛むのが特徴です。急激な気圧の変化によって、交感神経が興奮し、収縮した血管が反動で拡張することにより、周囲の神経を刺激することで痛みが起こると言われています。

　関節痛の症状も多いです。特に多いのが膝の痛みです。気圧の変化によって自律神経が乱れ、血行が悪くなることで痛みを感じやすくなります。

　　また、めまいが起こることもしばしばあります。めまいが起こる原因は、体の平衡感覚をつかさどっている内耳神経の不調です。急な気圧変化によって自律神経が乱れ、内耳への血流が低下することでめまいが起こると考えられています。

適度な運動と規則正しい生活を

　そこで気象病の対応ですが、適度な運動やストレッチ、規則正しい生活を心がけることが重要です。体を動かして体内の血液循環を良くすることで、気象の変化によって乱れた自律神経を整えることができます。特に、デスクワークなどで座りっぱなしが多い方は、日頃から体を動かす習慣を身につけるようにしましょう。

天気予報に注意しておくことも大事で、気象病はある程度予測可能です。晴れ・雨・くもりだけを見るのではなく、最高気温と最低気温の差、気圧配置を確認することがポイントです。差が大きい程、自律神経が乱れやすく、気象病の症状が出やすくなります。

　また、気象病になりやすい人は、乗り物酔いにも悩んでいることが多いと言われ、その理由として、乗り物酔いをしやすい人は、内耳が揺れに敏感だからです。

Chapter 26 更年期障害

島根県立大学看護学部教授　若崎　淳子

女性ホルモンと密接な関係

　更年期とは閉経を挟んだ前後約10年間のことを指します。閉経の年齢にも個人差がありますが、日本人女性は50歳前後と言われ、一般的には45～55歳頃が更年期と言われる期間になります。更年期における様々な不快な症状は、女性ホルモンのひとつである**エストロゲン**の減少と密接な関係があります。

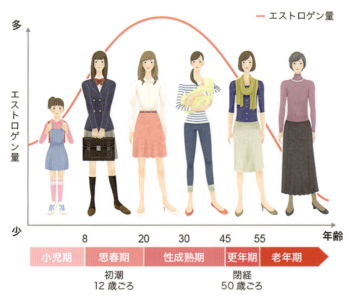

(https://www.kobayashi.co.jp/brand/inochinohaha/hahaa/kounenki/ より)

エストロゲンは8、9歳頃から卵巣で分泌され、その分泌量は30代半ばにピークを迎えますが、卵巣機能が低下するに従って、エストロゲン量は徐々に減っていき、40代半ばからは急激に減少します。このことが更年期を引き起こすのです。

　エストロゲンの分泌をコントロールするのは脳の下垂体（かすいたい）と呼ばれる部分ですが、45歳を過ぎるころから、いくら下垂体が分泌せよとの指令を出しても、卵巣機能の衰えによってエストロゲンは出にくくなります。

　これを受けて、下垂体はさらに分泌せよとの指令を出しますが、やはり分泌はされにくいまま…このために脳が大混乱をきたします。

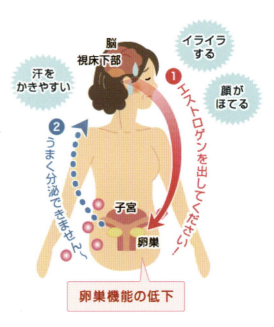

(http://eonet.jp/health/doctor/column22_1.html より)

心の症状と身体の症状

　主な症状ですが、心の症状と身体の症状とがあります。心の症状としては、落ち込み、イライラ、無気力、不安感など、身体の症状としては、のぼせ、発汗、冷え、動悸、息切れなどがあります。

　症状が重くなる原因として考えられるのが、本人の気質や体質、その他にその人を取り巻く環境です。ストレスを感じやすい環境にいると、心身が不安定になり、症状も悪化しがちです。更年期の時期は、ちょうど、子供の独立や親の介護、職場での立場や人間関係の変化など、生活が変わる時期と重なるため、ストレスとうまく付き合うことが大事です。

　最近、30代から40代半ばの女性でも、生理が不順になったり、月経が無くなり、女性ホルモンの分泌が乱れている人がいます。この原因として、ストレスや無理なダイエット、食生活を含めた不規則な生活習慣などにより、徐々に卵巣機能が低下してしまったことが原因と考えられています。しかしこのような状態になると、ほてりや手足の冷え、めまい、落ち込みなどまさに更年期障害に似た症状が見られるようになります。これが働く女性に増加しており、**若年性更年期障害**と呼ばれているものです。

男性にも更年期障害がある

　また一方、男性にも男性ホルモンである**テストステロン**が低下することにより更年期障害があることが明らかになってきました。男性では女性のように閉経のようなはっきりした体の変化が現れない上に、個人差が大きいことなどが症状を一層わかりにくくしているようです。

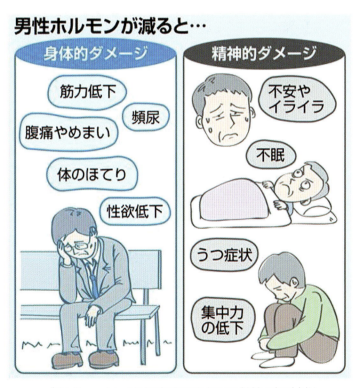

(http://www.iza.ne.jp/topics/events/events-9189-m.html より)

更年期障害の治療法はまずは生活習慣の改善、バランスの良い食生活や、ウォーキングやストレッチなどの適度な運動が効果的です。

　また、個別の症状に対する対症療法、漢方療法、ホルモン補充療法などが症状改善の助けになります。婦人科の先生などと十分に相談されながら治療を進めて下さい。

〈執筆者一覧〉

佐藤　公子	島根県立大学看護学部教授	(公衆衛生看護学)	第1章
吉川　洋子	島根県立大学看護学部教授	(基礎看護学)	第2・23章
山下　一也	島根県立大学看護学部教授	(病態治療学)	第3・5・7・9・10・20・24・25章
秦　　幸吉	島根県立大学看護学部教授	(病態治療学)	第4章
石橋　照子	島根県立大学看護学部教授	(精神看護学)	第6章
若崎　淳子	島根県立大学看護学部教授	(成人看護学)	第8・14・26章
吾郷美奈恵	島根県立大学看護学部教授	(公衆衛生看護学)	第11・18章
伊藤　智子	島根県立大学看護学部教授	(老年看護学)	第12・19章
平野　文子	島根県立大学看護学部教授	(成人看護学)	第13・22章
梶谷みゆき	島根県立大学看護学部教授	(老年看護学)	第15章
平松喜美子	島根県立大学看護学部教授	(老年看護学)	第16・17章
長島　玲子	島根県立大学看護学部教授	(母性看護学)	第21章

身近な病気こうして予防
― 生涯健康のために ―

2018年1月25日　初版発行

監修・編集	島根県立大学出雲キャンパス 〒693-8550　出雲市西林木町151 電話 0853-20-0200
発　　行	山陰中央新報社 〒690-8668　松江市殿町383 電話 0852-32-3420（出版部）
印　　刷	㈲ナガサコ印刷
製　　本	日宝綜合製本㈱

ISBN978-4-87903-209-6　C0047　￥926E

※許可なく転載、複写することを禁じます。
※乱丁・落丁の場合はお取り替えいたします。